神经如何控制行为

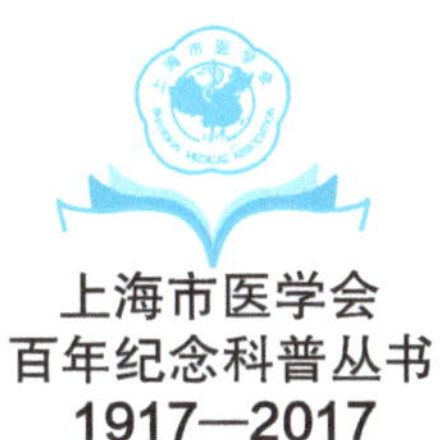

上海市医学会
百年纪念科普丛书
1917—2017

上海市医学会
上海市医学会脑电图与临床神经生理专科分会　组编

上海科学技术出版社

图书在版编目(CIP)数据

神经如何控制行为 / 上海市医学会, 上海市医学会
脑电图与临床神经生理专科分会组编. —上海：上海
科学技术出版社, 2017.11
（上海市医学会百年纪念科普丛书）
ISBN 978 - 7 - 5478 - 3722 - 1

Ⅰ.①神…　Ⅱ.①上…②上…　Ⅲ.①人体生理学—
神经生理学—普及读物　Ⅳ.①R338 - 49

中国版本图书馆 CIP 数据核字（2017）第 239960 号

神经如何控制行为

上海市医学会
上海市医学会脑电图与临床神经生理专科分会　组编

上海世纪出版（集团）有限公司
上海科学技术出版社 出版、发行
（上海钦州南路 71 号　邮政编码 200235　www.sstp.cn）

字数：140 千字
2017 年 11 月第 1 版　2017 年 11 月第 1 次印刷
ISBN 978 - 7 - 5478 - 3722 - 1/R·1459
定价：30.00 元

内容提要

全书分为三大部分。

第一部分"读经典"，精选了上海市医学会脑电图与临床神经生理专科分会知名专家撰写的经典科普文章。这些专家以极其通俗的语言，带领读者探索神经生理这门深奥、神秘而与大众健康息息相关的学科。癫痫、睡眠障碍、头痛、神经痛等困扰大众的疑难疾病，经他们的笔而揭示出与神经控制的奥秘。

第二部分"问名医"，由临床的一线专家总结了脑电图、肌电图、多导睡眠图、神经电图等各种脑电生理现代诊断和治疗技术在临床的实际运用。患者在这些检查中所遭遇问题，诸如应该到哪个科室去做检查、检查时要注意什么、这些检查有没有痛苦和伤害等，都有一一解答。

对癫痫、失眠、梦游、帕金森病、面瘫、糖尿病周围神经病、三叉神经痛等患者来说，本书尤其有实用意义。无论是在寻医阶段，还是在诊断、治疗或随访和康复阶段，这本书中的知识和指引都会对患者和家属有极大的帮助。

本书编委会

总　序

上海市医学会成立于1917年4月2日，迄今已有100年的悠久历史。成立之初以"中华医学会上海支会"命名，1932年改称"中华医学会上海分会"，1991年正式更名为"上海市医学会"并沿用至今。

百年风雨，世纪沧桑，从成立之初仅13人的医学社团组织，发展至今已拥有288家单位会员、22 000余名个人会员，设有92个专科分会和4个工作委员会，成为社会信誉高、发展能力强、服务水平好、内部管理规范的现代科技社团，荣获上海市社团局"5A级社会组织"、上海市科协"五星级学会"。

穿越百年历史长河，上海市医学会始终凝聚着全市广大医学科技工作者，充分发挥人才荟萃、智力密集、信息畅通、科技创新的优势，在每一个特定的历史时期，在每一次突发的公共卫生事件应急救援中，均很好地体现了学会的引领带动作用。近年来，在"凝聚、开放、服务、创新"精神的指引下，学会不忘初心，与时俱进，取得了骄人的成绩。

2016年，习近平总书记在"全国卫生与健康大会"上发表重要讲话，指出"没有全民健康就没有全面小康"，强调把人民健康放在优先发展的战略地位。中共中央、国务院印发的《"健康中国2030"规划纲要》明确了"共建共享、全民健康"是建设健康中国的战略主题，要求"普及健康生活、加强健康教育、提高全民健康素养"，要推进全民健康生活方式行动，要建立健全健康促进与教育体系，提高健康教育服务能力，普及健康科学知识等。上海市医学会秉承健康科普教育的优良传统，认真践行社会责任，组织动员广大医学专家积极投身医学科普创作与宣传教育。

近年来，学会重点推出了"健康方向盘"系列科普活动、"架起彩虹桥"系列医教帮扶活动和"上海市青年医学科普能力大赛"三项科普品牌。通过科普讲座、咨询义诊、广播影视媒体宣传以及推送科普文章或出版科普读物等多形式、多渠道,把最前沿的医学知识转化成普通百姓健康需求的科普知识,社会反响良好。配合学会百年华诞纪念活动,其间重点推出了百场科普巡讲活动和百位名医科普咨询活动。上海市医学会以其卓有成效的科普宣教工作受到社会各界好评,荣获上海市科委颁发的"上海科普教育创新奖—科普贡献奖(组织)二等奖"、中华医学会"优秀医学科普单位"和"全国青年医学科普能力大赛优秀组织奖",成为上海市科协"推进公民科学素质"百家示范单位之一。

为纪念上海市医学会成立 100 周年,同时将《"健康中国 2030"规划纲要》精神进一步落到实处,我们集中上海医学界的学术领袖和科普精英编著出版这套科普丛书,为大众提供系统的医学科普知识以及权威的疾病防治指南,为"共建共享、全民健康"的健康中国建设添砖加瓦。在这套丛书里,读者既可以"读经典"——呈现《再造"中国手"》等丰碑之作,重温医学大家叱咤医坛的光辉岁月,也可以"问名医"——每本书约有 100 名当代名医答疑解惑,解决现实中的医疗健康困扰。既可以通过《全科医生,你家的朋友》佳作,找到你的家庭医生,切实地感受国家医疗体制改革的努力给大众带来的健康保障;也可以领略《从"削足适履"到"量身定制"——医学 3D 打印技术》《手术治疗糖尿病的疗效如何》等医学前沿信息,感受现代医学科技进步带来的福音。

经典丰满的内容,来源于团结奋进、齐心协力的编写团队。这套丛书涉及上海市医学会所属的 50 余个专科分会,编委达 2 000 余名,参与编写者近 5 000 人,堪称上海市医学会史上规模最大的一次集体科普创作。我相信,每一位参与科普丛书的编写者都将为在这场百年盛典中留下了手迹,并将这些健康科普知识传播给社会大众而引以为荣。

在此,我谨代表上海市医学会,向所有积极参与学会科普丛书编著的专科分会编委会及学会工作人员,向关注并携手致力于医学科普事业发展的上海科学技术出版社表示衷心的感谢!

源梦百年、聚力同行,传承不朽、再铸辉煌。愿上海市医学会薪火不熄,祝万千家庭健康幸福!

上海市医学会 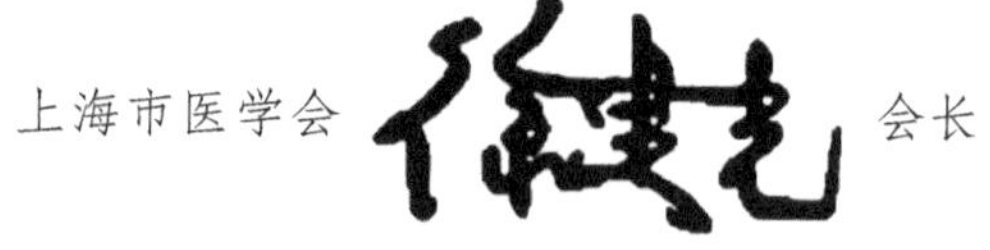 会长

2017 年 5 月

前　言

神经系统包括中枢神经系统(脑、脊髓)和周围神经系统(脑神经、脊神经)两个部分。前者主管分析、综合、归纳由体内外环境传来的信息;后者主管传递神经冲动。人体的循环、呼吸、消化、泌尿-生殖、骨骼-肌肉、感官等各个系统,营养、免疫、代谢等各种功能,以及生长、发育、睡眠-觉醒、思维、情感、记忆、学习、老化等各种生理现象,无不受神经系统的影响与调节。神经系统病变时可出现意识、认知、运动、感觉、反射等神经功能的异常,也可出现其他系统器官的症状,如腹痛、腹泻、心律不齐等;反之,其他系统的病变也可出现神经-肌肉系统的症状,如胰岛细胞瘤因低血糖而致的昏迷或癫痫发作、心脏病致脑梗死、糖尿病致肢端神经痛、肝性脑病或尿毒症致精神症状、恶性疾病并发进行性多灶性白质脑病和肌病等。

神经系统调控这些功能是通过从外界向脑内(向上)或从脑内向外界(向下)的神经传导来控制,传入的信息主要是感觉方面的,传出的信息主要起到执行的作用:如,热水碰到手臂感觉到烫(神经传入),手臂由于感受到烫而躲避的动作(神经传出)。这些神经调控功能发生障碍就会出现意识、认知、运动、感觉等功能异常,导致癫痫发作、睡眠障碍、疼痛、肌肉无力等症状。

上海市医学会脑电图与临床神经生理专科分会成立于 1982 年,是由上海市各大医院从事神经电生理和相关疾病诊治的专家组成,各位专家均有相当丰富的临床电生理检查、诊断和相关疾病的治疗经验,在相关领域建树颇丰,平时工作之余也积极参与相关疾病的科普知识的传播和推广。值此上海市医学会成立100 周年之际,我们将相关的科普知识汇集成册,希望通过此书可以为大众提供更加详细的相关疾病的科普知识,以利于人民大众的健康。

复旦大学附属华山医院神经内科教授、主任医师
上海市医学会脑电图与临床神经生理专科分会主任委员
朱国行
2017 年 5 月

目　录

头|痛|与|神|经|痛|等| ･･････････････････････････････ 063

CHAPTER TWO
问名医

2

脑|电|图|与|癫|痫| ･･･････････････････････････････ 083

CHAPTER THREE
微辞典

CHAPTER ONE

读经典

脑｜电｜图｜与｜癫｜痫｜

一、科学认识癫痫

癫痫患者总是突然发病，发病的时间难以预知，并且发病时常伴有意识障碍，常常呼之不应、口吐白沫、四肢强直、口眼歪斜，给人的感觉非常可怕，让人感觉癫痫发病具有"戏剧性"，因此癫痫长时间以来带有神秘的色彩。许多人对癫痫一知半解，还存在很多认识误区，例如，癫痫是不治之症、人得了癫痫就会变傻、癫痫都是遗传的，等等。很多人在遭受癫痫折磨的同时，也备受这些不正确观念的影响。癫痫患者以及家属只有对癫痫有了科学认识，才能勇敢地面对癫痫，提高治愈的信心。而社会大众对于癫痫的正确认识，能给患者一个宽松的生活空间与就业机会。

癫痫并不是什么神秘的疾病，是神经科的一种常见病、多发病。在古巴比伦首先被发现，公元前 700～公元前 500 年的石板书上已有记载，在中国《黄帝内经》亦有描述。癫痫通常是脑病变造成的脑细胞突然异常地过度放电引发的脑功能失调。大脑就好比一台由电路连接起来的计算机，脑细胞间是通过电的冲动相互联系和交流的，当电路异常，或脑内出现异常放电时，就会导致癫痫发作。

癫痫病因复杂，治疗时间长，难度大，易复发，被视为"顽疾"甚或"不治之症"。那么癫痫能治好吗？能否治愈呢？答案是肯定的，现代医学的飞速发展已证明：癫痫是完全可治的。药物治疗是目前控制癫痫的首选和主要的措施。约80％的癫痫患者通过正规而合理应用抗癫痫药物，可使发作得以控制，其中相当一部分甚至可以完全治愈。另有 20％～30％ 的癫痫患者经正规药物治疗最终无效，属于"难治性癫痫"，这部分患者还可以通过手术而获得控制、治愈。

癫痫是一种慢性疾病，是由于大脑的异常放电而导致了发作，需要长期服用抗癫痫药来控制症状，经过合理耐心的治疗，有可能使癫痫不再发作了，脑电图癫痫放电可能逐渐消失，因此治疗是一个长时间的过程。除药物治疗外，还需要科学的生活指导，提高患者的生活质量，使每一位患者都能够相对正常地生活、学习和工作。在这一前提之下，控制发作或尽量减少、减轻发作是治疗最终的目的。许多患者和家属急于根治，听信传媒广告，有病乱投医，到处寻找所谓"祖传秘方"而上当受骗。有些接受不适当的外科手术治疗，不但癫痫发作不能缓解反而留下后遗症。

癫痫对于生活有一定的影响，但在正确认识、诊断和治疗的基础上，这种影响并不显著。家属与患者要尽快掌握科学的治疗方法，尽早进行系统正规的全面治疗，严格按照医嘱服药，更不可随便换药或自行停药。

（朱国行）

—— 专家简介 ——

朱国行

朱国行，复旦大学附属华山医院神经内科教授，主任医师，硕士生导师。中华医学会神经病学分会脑电图与癫痫学组委员，上海市医学会脑电图与临床神经生理专科分会主任委员，中国抗癫痫协会脑电图学会常务委员。擅长癫痫、神经电生理、睡眠障碍、疼痛、脑血管病等神经系统疾病的诊治。

二、神秘的癫痫

癫痫的症状较为特殊，且病因又不为大多数人所了解，人们对此疾病存在很大的误解和偏见，造成患者及其家属产生巨大的精神压力，甚至背负着耻辱感，生活在阴影中，常常感到无望和不知所措。

其实癫痫只是一种常见的慢性神经系统疾患，可由多种原因导致，以中枢神经元异常过度放电引起的反复发作、短暂的脑功能障碍为特点，表现为意识、行为、感觉、情绪、自主神经等方面的异常。

通俗地说，癫痫发作除了最常见的突然失去知觉、跌倒在地、肢体抽搐、口吐涎沫、舌咬破、大小便失禁等，还可以有多种多样的症状。异常放电的部位决定了癫痫的表现和类型。

癫痫的发病率(是指每年每 10 万固定人口当中该病的发生人数)中国大陆约 35/10 万，即全国每年新增癫痫患者近 50 万。

癫痫的患病率(指在 1 000 个调查对象中患该病的人数)中国大陆为 5‰～8‰，全国活动性癫痫约 600 万人。

世界卫生组织(WHO)对癫痫的定义：癫痫是由多种原因引起的慢性脑部疾患，以大脑神经元过度放电所致的反复发作为特征；单次或偶尔的痫性发作以及那些在急性病期间出现的发作均不在癫痫之列。这里强调了癫痫是"慢性脑部疾患"，本质是"异常放电"，并具有"反复发作性"。因此，一次惊厥发作(即意识丧失伴抽筋)称为"痫性发作"还不能称为"癫痫"。有 3%～5% 的正常人一生中都经历过至少一次的惊厥发作。

癫痫最重要的危害是对大脑的损伤，另外发作时呼吸暂停、脑细胞缺氧、水肿，也可加重脑细胞的损伤。这些神经细胞的损伤，不但可导致记忆力下降、性格改变、反应迟钝，还可使癫痫发作频繁。

癫痫发作对人体的危害是多方面的，除了导致呼吸暂停、全身抽搐、脏器损害，还可造成头部外伤、肢体损伤，甚至意外死亡。所以一旦确诊，应及早治疗。癫痫对人体健康造成的危害与癫痫的严重程度有关，包括发作频率、持续时间、病史长短、临床表现、心理素质等方面。一般来说病程越长，发作频率越高，持续时间越长，对患者及社会的危害越大、后果越明显。综合起来，癫痫的危害有以下几方面：

（1）对脑功能造成损害：引起认知障碍、记忆减退、智力下降、性格改变等。

（2）对行为的影响：一些病史较长的患者常出现行为怪异，表现为少言寡语、性格孤僻、易冲动暴怒、偏执、多疑等。

（3）生命危险：癫痫持续状态、意外事故、自杀、不能解释的突然死亡等。

（4）社会危害：癫痫患者的意外伤害。

（5）经济负担：严重的个人和社会经济负担。

许多人以为得了癫痫一辈子就算完了，不是残疾也是呆傻，其实这种认识是错误的，只要能得到及时而正确的诊断和治疗，多数癫痫患者的预后是好的。抗癫痫药物治疗的总有效率为 75%～80%，大多数患者用药后能明显地控制发作，或使发作次数减少、程度减轻。有些患者虽然需要长期服药，但仍能正常地生活。有 20%～25% 的患者以常用的药物不能控制其发作，成为难治性癫痫。近年来抗癫痫新药及外科手术治疗又能挽救其中约一半的患者，最终只有很少数的患者发作极难控制，伴有身体残疾、智能低下等。

随着医学的进步和科技知识的普及，目前癫痫已成为一种可治性疾患。大多数癫痫患者都能得到良好的教育，胜任学习和工作，也能对社会作出贡献。

（赵忠新）

—— 专家简介 ——

赵忠新

赵忠新，教授，主任医师，历任海军军医大学附属长征医院神经精神病学教研室主任兼神经内科主任、博士研究生导师、中华医学会神经病学分会常务委员。出版《临床睡眠障碍学》专著，主编十三五规划教材《睡眠医学》。擅长癫痫及睡眠障碍的诊断、治疗和急性脑血管病的救治。

三、癫痫的常见发病原因

　　癫痫是一种多因素导致的疾病，大部分癫痫的病因尚不十分清楚，常见已知的病因如下。

　　（1）遗传因素：癫痫患者家系的患病率较普通人群明显增高，血缘关系越近，遗传倾向越明显。对孪生儿中癫痫发病一致性研究显示，超过 50％ 的单卵双生儿同时罹患癫痫。

　　（2）先天发育异常：胚胎期大脑形成异常是癫痫常见原因。无脑回、巨脑回、神经元异位症、脑积水、脑室穿通畸形、胼胝体缺如、胶质细胞发育异常及异位造成的各种脑组织结构异常，均可导致癫痫发作。其中部分先天发育异常的病因也与遗传有关。

　　（3）产前与产时损伤：产伤是婴儿期症状性癫痫的常见病因。缺氧、窒息、脑挤压伤、水肿、出血和梗死均能导致局部海马硬化，发展为颞叶癫痫。严重和持久的高热惊厥也可以导致上述损害。

　　（4）颅脑外伤：颅脑损伤后，特别是伴有凹陷性骨折、硬脑膜撕裂、血肿压迫以及靠近脑皮质表面的病灶易导致癫痫发作，可以是损伤后数周内产生的早期痫性发作，也可在外伤后数年出现迟发的癫痫发作。

　　（5）脑肿瘤：是继发性癫痫的常见原因之一，有时癫痫可以是颅脑肿瘤的首发症状，甚至唯一症状。特别是进展缓慢的良性肿瘤，有时可误诊为"原发性癫痫"。儿童胶质瘤多发，成人除胶质瘤外以脑膜瘤居多。

　　（6）颅内感染：见于各种细菌性、真菌性及病毒性脑炎、脑膜炎、脑脓肿、肉芽肿以及寄生虫病，如猪囊虫、血吸虫、弓形虫等。

　　（7）脑血管病：除脑血管畸形和蛛网膜下腔出血产生癫痫时年龄较轻外，脑血管病后继发癫痫是老年人癫痫发作最常见的病因。尤其是出血或梗死部位靠近皮质表面，形成致痫灶。

　　（8）神经系统退行性疾病：结节性硬化、老年痴呆、家族性进行性肌阵挛、小脑红核、齿状核变性等。

　　（9）免疫系统疾病：获得性免疫缺陷综合征（AIDS）、多发性硬化、系统性红斑狼疮等。

（10）代谢障碍：儿童中有苯丙酮尿症、肾上腺脑白质营养不良、糖原累积病、线粒体脑肌病等，在成人中糖尿病、甲亢、甲状旁腺功能减退、维生素 B_6 缺乏症等均可导致发作。

（11）中毒：铅、汞、一氧化碳、乙醇、有机磷、毒鼠强。一些中枢兴奋剂、抗抑郁剂、青霉素类、异烟肼均可导致癫痫发作。

（12）全身系统性疾病：血液病、缺氧性脑病、肝性脑病、尿毒症性脑病、透析后脑病、妊娠高血压、放射性脑病等。

（赵忠新）

四、癫痫是如何发生的

　　大脑是由数十亿神经细胞组成的一个复杂精密的整体网络，各细胞之间以"突触"的方式相互联系、相互制约，完成机体生理功能。正常情况下大脑神经细胞的膜内和膜外的钾离子（K^+）和钠离子（Na^+）的浓度分布是不均匀的。K^+多在细胞膜内，而Na^+多在细胞膜外。这样就形成了一个电位梯度，神经元兴奋时会产生一个内向电流，称为"动作电位"。就单个神经细胞来说，其动作电位是极微弱的，而且会在瞬间恢复静息水平。如果局部一群神经细胞兴奋性异常增高，出现同步化放电，并迅速扩展到周围，累及更多的神经元，其综合在一起的电流可以很强，造成过度放电，成为癫痫发作的电生理基础。

　　由于癫痫可以由许多疾病引起，所以发病机制多种多样，每个患者的具体情况不同，产生癫痫的机制也不尽相同。在大部分原发性癫痫中，特别是失神发作，与丘脑-皮质环路功能的异常关系密切。丘脑中有一类特殊的中间神经元，如同桥梁一样位于脑干网状结构和大脑皮质锥体细胞之间，正常情况下中间神经元不断发出强直性的电活动，维持大脑皮质的清醒状态；当放电形式改变为节律性发放时，大脑皮质脑电图显示处于睡眠状态。癫痫的发作是在正常清醒状态下，中间神经元产生了睡眠形式下的放电，结果导致意识活动的改变。这是大部分原发性癫痫的发病机制。

　　另外一部分原发性全身性癫痫是由于离子通道疾病引起的。遗传基因的突变导致了离子通道蛋白质结构异常，这种突变可以发生在一个基因上，也可以是多个基因同时变异；可以是隐性遗传，也可以是显性遗传。典型的这类癫痫如复杂性高热惊厥、良性家族性新生儿惊厥、常染色体夜间阵发性额叶癫痫、儿童失神癫痫等，多是钠离子、钾离子、γ-氨基丁酸（GABA）和乙酰胆碱受体异常导致的癫痫发作。

　　部分性癫痫的发病机制研究最多的是海马硬化，是导致颞叶癫痫，特别是颞叶难治性癫痫的主要原因。先天发育异常、胎儿生产过程中的损伤以及肿瘤等，常常导致癫痫发作，癫痫的频繁发作反过来使颞叶海马内神经元之间的突触可塑性发生改变，就是说癫痫反复发作，脑内会逐渐形成一个异常的环路，促使下一次的发作。

最后，神经发育学和神经病理学领域的扩展给癫痫发病机制提供了很大帮助。以往查不到病灶的癫痫，手术病理学证实有些是微小的皮质发育异常造成的，这类疾病包括了神经元和胶质细胞在分裂和移行过程中出现的各种异常。目前和癫痫发作关系密切的主要有：巨脑回、皮质异位症、局限性皮质发育不良、微小神经胶质瘤病、神经节神经胶质瘤等。

近年来随着基因技术的广泛应用，一些以往病因不明的癫痫被确诊为遗传定位明确的钠、钾离子通道病，从另一角度支持了癫痫发作的电生理基础。

（赵忠新）

五、癫痫大发作的急救措施

癫痫是一种不分场合和地点可以随时发作的疾病，发作时很可能不在家中或者身边没有亲人，所以非常需要爱心人士的帮助。癫痫大发作表现为意识丧失、跌倒、眼球上翻、肢体抽搐、舌咬伤、尿失禁等症状。它对人体的危害是多方面的，可以导致头部外伤、肢体损伤，严重者可以发生呼吸暂停、因唾液分泌物增多容易引起窒息而危及生命。因此，了解癫痫大发作的疾病特点、掌握癫痫大发作的急救措施，对于癫痫患者和家人，乃至普通有爱心的人士都很有意义。在危急的情况下，可以帮助患者避免受伤和自伤、减少并发症。

我们首先了解癫痫大发作的发作过程，各有哪些临床表现。癫痫大发作通常分为三期：强直期、阵挛期和发作后期。

强直期表现为全身肌肉的持续性收缩。身体的肌肉收缩表现为颈部、躯干及四肢肌肉僵硬、挺直；眼肌收缩出现眼睑睁大、眼球凝视或上翻；口部肌肉收缩表现为张口，随后牙关紧闭，可咬伤舌尖；咽喉部肌肉和呼吸肌收缩表现为患者嘶喊和呼吸停止。强直发作十分突然，患者通常没有准备，容易跌倒受伤、甚至发生脑外伤。此外可伴有心率加快、血压升高、瞳孔散大、口咽部分泌物显著增多引起窒息等危急事件。这一期通常持续 10～20 秒后进入阵挛期。

阵挛期表现为全身肌肉收缩与放松交替出现，全身抽搐抖动，然后抽搐的发作逐渐减少、幅度减轻，最后挺直。阵挛期通常持续 30～60 秒或者更长时间，然后进入发作后期。在阵挛期，也可能发生舌咬伤、窒息等事件。

发作后期患者肢体抽搐发作逐渐减少，肌肉松弛，出现尿失禁。通常呼吸最先恢复，然后血压、心率恢复正常，神志清醒最慢。通常经过 5～15 分钟后患者转醒，但对如何发作的具体过程完全没有记忆。醒后患者感觉头痛、全身酸痛、疲劳无力。

在遇到癫痫患者大发作时，不必惊慌，保持镇静，因为患者需要你的帮助，可以进行一些必要的急救处理。

（1）迅速将癫痫患者扶住，防止摔倒受伤。让患者躺在平地或安全的地方，应避免在道路中施救。

（2）解开衣领、袖口，让呼吸道保持通畅，将头、身体侧向一边，以便口水、黏液等物流出；同时注意是否有假牙等梗塞喉部。

（3）切勿抓紧患者或制止抽搐，以免造成骨折或肌肉软组织损伤，因为抽搐通常在几分钟内会停止，而且旁人无法制止抽搐。

（4）可尝试将东西如筷子、毛巾、衣角塞入患者口中，以避免患者咬伤自己舌头；但也不应该强行塞入以免损伤患者的牙齿，或使塞入者的手指被咬伤。

（5）不必掐患者的"人中"穴。癫痫发作是大脑异常放电引起的，目前没有什么办法能使其停止，只有大脑放电结束，发作才会自然停止。所以掐"人中"穴并不能使得发作停止。

（6）抽搐过后，将患者转身至侧卧位或俯卧位，这样可以帮助患者通畅呼吸，避免窒息，等待患者慢慢恢复神志。

（7）发作过后，患者可能会有一段时间意识不清，所以应该陪伴在旁边，联系家属或告知其发病情况。

（8）如果癫痫发作持续 5 分钟不缓解，或 10 分钟内多次发作，而且抽搐间期意识没有恢复，呼吸发生困难，身体受伤严重，需呼叫 120 送入医院急诊。

（吴惠涓）

—— 专家简介 ——

吴惠涓

吴惠涓，副教授，副主任医师，硕士研究生导师，海军军医大学附属长征医院神经内科副主任，长征医院睡眠障碍诊治中心副主任。上海市医学会脑电图与临床神经生理专科分会副主任委员。擅长各类睡眠障碍，如发作性睡病、失眠、睡眠行为紊乱、睡眠呼吸障碍等，以及癫痫的诊断与治疗。

六、服卡马西平，莫忘定期到医院随访

卡马西平是神经科常用药，常用于癫痫、神经痛等，临床疗效较好，但长期用药，需注意卡马西平不良反应。常见的不良反应有过敏、头昏、头晕、视物模糊、白细胞减少和血小板减少等。用药期间，患者应去医院随访检查以下项目。

全血细胞计数：给药前检查一次，治疗 2～4 周后复查，稳定后每 3～6 个月复查一次。

尿常规和肝功能检查：卡马西平对尿常规和肝功能的影响相对较小，但患者也需随访，给药前检查一次，治疗 2～4 周后复查，稳定后每 3～6 个月复查一次。

血药浓度测定：头昏、头晕、视物模糊为卡马西平在中枢神经系统的不良反应，常在开始吃药时和药物过量时出现，随着血药浓度增高，症状加重。药物减量后，症状缓解。服用卡马西平的患者在出现头昏头晕、视物模糊时，应检查血药浓度。

卡马西平为比较安全的药物，少有过敏案例。患有神经痛者，若短期、小剂量服用，并不会产生明显不良反应。但若长期用药，在用药期间，应去医院随访检查。需要注意的是，卡马西平用于治疗神经痛，开始时一次 0.1 克，每日 2 次；第二日后，每隔一日增加 0.1～0.2 克，直至疼痛缓解；维持量为每日 0.4～0.8 克，分次服用；最高量每日不宜超过 1.2 克。如果疼痛完全缓解，应每月试行减量或停药。

（朱国行）

七、癫痫妇女孕产期治疗的新认识

癫痫是临床的常见疾病，控制癫痫发作、改善患者的生活质量是癫痫药物治疗的主要目的。尽管癫痫对男性和女性有同样的影响，但不可否认癫痫治疗中涉及更多的性别特异的健康问题。其中女性癫痫患者的孕产期治疗即是病患关注的焦点。

不少癫痫患者，在孕前或孕期中因过分担忧抗癫痫药物对妊娠或胎儿的影响而擅自减药或停药，这可能导致癫痫发作加重而对胎儿不利。对于癫痫患者，需要明确的是：癫痫并不是妊娠的禁忌证，90%以上的癫痫妇女妊娠及分娩过程正常。尽管癫痫患者的孕产期治疗是临床上一个棘手的问题，但近年来随着循证医学的发展以及癫痫妊娠登记的推广，给孕产期的癫痫治疗带来了新的认识。

首先，癫痫患者要在孕前做好充分的准备工作。根据癫痫的停药原则，如果达到2～5年无发作，脑电图正常者，可考虑停药。美国神经病学学会和美国癫痫学会联合发布的癫痫妇女的处理建议（以下简称"处理建议"）中指出，怀孕前9个月无癫痫发作的患者中有84%～92%整个孕期将无癫痫发作。当然，停药成功与否和多种因素相关，所以是否停药应听从主诊医生的意见，且不可擅自停药。

对于继续使用抗癫痫药物的患者，应避免多药治疗。服用单药治疗的患者胎儿畸形率较正常人群增加2～3倍，而多药联合治疗者畸形率更高。所以，如果无法停药，建议要在孕前6个月将抗癫痫药物调整至最佳水平，即避免多药治疗，尽量使用单药最低有效剂量治疗。

重大先天性畸形包括心脏畸形（例如室间隔缺损），口面部缺损（例如唇裂伴或不伴腭裂），泌尿系缺损（例如尿道下裂），骨骼畸形（例如桡侧裂缺损），神经管缺损（例如脊柱裂）。虽然，目前尚无资料确定哪一个抗癫痫药物致畸风险最小，但绝大多数研究报道，丙戊酸钠引起的重大先天性畸形是其他抗痫药物的2～4倍。基于各种研究，现认为应避免丙戊酸钠的单一用药或联合用药，尤其是有神经管缺损家族史的患者更应避免使用丙戊酸钠。对于必须用丙戊酸钠的患者，注意尽量将血药浓度控制在70微克/毫升以下，同时将服药次数分成3～4次，以降低药物在脐带血中的浓度，减少致畸性。

此外，由于换用抗癫痫药物可能诱发癫痫发作，且过程中有新旧药物联合作用的交替期，建议换药应在孕前完成。

处理建议中还指出，无论是否伴有癫痫，妊娠妇女孕前及孕期均给予每天至少 0.4 毫克的叶酸。

孕期应定期进行检查，排除大畸形，若存在畸形应终止妊娠。孕 14～16 周行血清 α-甲胎蛋白浓度的测定。孕 16～20 周时应进行超声波检查，以排除先天性畸形。建议服用丙戊酸钠或卡马西平的孕妇，以及超声波检查不能排除畸形者应进一步行羊膜腔穿制术，测定 α-甲胎蛋白和乙酰胆碱酯酶水平。

多数癫痫孕妇可以正常自然分娩。对于孕期癫痫发作频繁或者出现过癫痫持续状态的患者，建议选用剖宫产术。

产后期应该保证产妇充足的睡眠和休息，加强抗癫痫药物的依从性。同时，应该注意加强对婴儿的保护，以免母亲痫性发作时对孩子的伤害。

（耿介立）

—— 专家简介 ——

耿介立

耿介立，上海交通大学医学院附属仁济医院神经内科副主任医师。中国卒中学会青年理事会理事，上海市医学会脑电图与临床神经电生理专科分会委员，上海市医学会神经内科专科分会青年委员。主要从事脑血管疾病和癫痫研究。

八、癫痫患者更需要充足睡眠

癫痫和睡眠之间有很密切的关系，癫痫患者更是需要充足的睡眠，因为睡眠不足也是癫痫发作的一个诱发因子。

大约六十年前，因为神经心理学的发展，脑波、眼电图、肌电图、心跳、呼吸以及血中氧气浓度的观察开始被运用到睡眠的研究上，这种检查统称为"睡眠多项生理检查"。通过这种检查，我们才发现睡眠并不是想象的那么单纯，因为在睡眠中脑波呈现出来的并不是休息状态，在做梦的时候，脑波反而是相当的活跃；而没有做梦的时候，脑波也是维持相当的动态，与一般深度昏迷的脑波亦不相同。这种动态让我们即使在睡眠中也能应付外在环境的各种变化。经过这些研究与观察，人类才慢慢开始了解睡眠的种种变化。

在医学上，睡眠剥夺或睡眠不足常常被认为是诱发癫痫发作的一个因子，那怎么样才算是睡眠不足呢？换句话说，要睡多久才够呢？这其实是一个很主观的感受，有人需要比较长的睡眠时间，而有人则相反。但是研究显示，一般成年人的睡眠时间少于 6.5 小时是不好的，另外长于 9 小时也是不好的。

谈到癫痫患者的睡眠问题，就要先知道影响睡眠的两大因素，也就是生物恒定性和生物时钟。生物恒定性相当于物理界的质量不减定律，可以应用在生物的许多方面，当然对睡眠来说也成立。举例来说，一个人每天应该睡 7 小时，而他只睡 5 小时，所以他等于欠睡眠 2 小时，一天若是欠 2 小时，两天就是 4 小时，一星期就是 14 小时，如果一个月就是 60 小时！欠了就要还，怎么还呢？脑部只要求还 1/4 就可以，也就是说，如果你欠 4 小时睡眠债，只要还 1 小时即可。但是对一个长期睡眠不足的人而言，这真是说来容易做来难。如果长期都无法还清债务的话，脑部就会向人索债，索债的方式包括注意力不集中、白天没精神、增加癫痫发作的频率，这些都是因为欠睡眠债的关系。

第二是生物时钟的观念，也就是睡觉应该要"睡于所当睡，醒于所当醒"。中国人讲阴阳调和，以前认为阴阳不调和，就是疲倦而已，就如时差的问题。但是现代研究已经清楚地知道，生物时钟不只是存在于脑部，也存在于身体内的各重要器官，如肝脏、肾脏、心脏及血液，一旦生物时钟不调和，也就是阴阳不调和，身体就会生病，所以睡眠和很多疾病有关。

　　疾病与睡眠有很重要的关系，有些癫痫容易在睡觉的时候发作，如额叶癫痫；有些癫痫容易在起床之后发作，有些癫痫在清醒的时候容易产生部分性发作，睡着以后容易演变为大发作，如颞叶癫痫。睡觉不足和睡眠不足导致的白天嗜睡，都容易诱发癫痫，所以睡眠卫生没有做好，对癫痫是非常不利的。

　　癫痫患者和一般患者一样，会产生很多种睡眠障碍，第一种就是失眠。良好的睡眠要注意以下问题：包括养成定时入睡与起床的习惯，避免补眠。若因为已经有一段时间睡不好而顾虑可能引起癫痫发作，则尽量以接近生物时钟的方式来补眠，也就是比平常晚半个或一个钟头即可，不要拉至二三小时以上，另外中午稍稍睡个午觉也可以。减少噪声、光线、不适温度等的干扰。还要避免过晚吃大餐，避免睡前喝刺激性饮料或喝太多水。避免睡前 3～4 小时内做剧烈运动，因为剧烈运动会使体温升高，而体温稍微下降 0.6～0.8 ℃对睡眠是有帮助的。睡前一小时左右，开始松懈身心活动，但亦不是吃了安眠药后躺在床上等。假如毫无睡意，不要勉强躺床，可做些不刺激而单调的事。半夜睡醒时，勿起床看时间，不要着急，可继续回去入睡。

　　如果行为治疗没有达到理想的效果，那么药物还是会有一定的帮助，不管是安眠药还是助眠剂，有一个非常重要的原则就是一定要遵照医嘱来使用。这些药物有很多种，包括助眠剂、抗抑郁剂、抗组胺剂、抗精神病药物和褪黑素药物，使用上都需要与医师询问清楚，不要自己做主。

（朱国行）

九、癫痫患者的家庭护理

一旦出现癫痫发作，不必惊慌，应立即使患者平卧、头偏向一侧，迅速松开衣领和裤带，将毛巾塞于上下牙齿之间，以免咬伤舌头，不可强行按压抽搐的身体，以免骨折及脱臼。如出现癫痫持续状态，应及时送医院治疗，尽快终止癫痫发作。

家属要做好病情观察及记录。充分了解并记录患者发作特征，如发作的诱因、场所、发作时间、发作先兆、持续时间等。严密观察发作时的特点，主要观察是以抽搐为主、还是以意识丧失为主，抽搐部位，有无大小便失禁、咬破舌头和外伤等。观察发作后的表现，如有无头痛、乏力、恶心、呕吐等。只有把详细的情况介绍给医生，才能有针对性地治疗。

服药的注意点包括，家属要督促检查患者按时按量、准确无误服药，防止少服、漏服和多服。家属不可随便更换药物和剂量，无论是增加还是减少药物以及更换药物的品种，均应在医生指导下进行；应坚持较长时间的治疗。癫痫完全控制后，才可考虑逐渐停药，减药过程也需 1 年以上，切忌短期或突然停药，病程越长，剂量越大，停药越要缓慢。

饮食方面，癫痫患者切忌过饥或过饱，勿暴饮暴食。过度饥饿使血糖水平降低，而低血糖往往诱发癫痫发作，而过饱后血糖水平会快速升高，波动很大，也会诱发癫痫；暴饮暴食、过度饮水使胃部过度牵张，也容易诱发癫痫发作。当患者腹泻、呕吐，大量失液后，应及时补充水分和电解质以维持水及电解质平衡，避免诱发癫痫。患者应尽量少用兴奋性饮料，因为此类饮料中所含咖啡因可使大脑细胞兴奋，异常放电，使癫痫发作。应忌酒，饮酒可使神经系统高度兴奋，并使癫痫灶阈值降低，容易诱发发作。另外饮酒后寻衅滋事，造成人身伤亡，或形成脑外伤而引起继发性癫痫。

癫痫患者应注意合理膳食，补充足够营养。在癫痫的漫长治疗中，某些药物会对消化系统带来影响，导致患者营养物质的缺乏或代谢障碍，如维生素 B_6、维生素 K、叶酸、钙、镁等元素的缺乏。在合理饮食外，注意补充上述物质，并多食蔬菜水果。米糠、麦麸含有维生素 B_6，所以应多食粗粮。鱼、虾、蛋、奶中含有丰富的维生素 D，并能促进钙质吸收，绿色蔬菜含有丰富的叶酸、维生素 K，所以患者不能偏食、挑食，必须全面均衡营养，合理饮食。

癫痫患者应避免劳累，保证充足的睡眠，睡眠不足可诱发或加重癫痫发作。睡眠不足可使大脑兴奋性增高，正常人若睡眠不足，脑电图也可有类似癫痫患者的活动。癫痫患者应保证睡眠时间，成人至少保证每天睡眠 7～9 小时，儿童至少 8～16 小时。

癫痫患者外出时，一定要随身携带"癫痫治疗卡"，以方便急救和及时与家人取得联系。在发作没有基本控制之前，不要外出旅游；病情控制后，也必须在熟悉病情、掌握护理的家属陪伴下外出旅游，并随身携带应急药物，在病情发作时及时处理。注意饮食，保证充足睡眠，不可过于劳累，禁止去危险地带、攀登危岩、靠近绝壁，不要紧靠水库、河流，不要参观光怪陆离、阴森恐怖的景点，避免强烈的音响、彩灯造成视觉、听觉等感官刺激。洗澡时不要盆浴，以免突然发作导致溺水。

癫痫患者可以参加适量运动，如散步、慢跑、羽毛球、网球、乒乓球等；若病情稳定，还可以打篮球、踢足球等。适当的体育活动可以增加神经细胞的稳定性，但不要过于激烈。不能参加游泳、登山、跳水、赛车等运动，也尽量不骑自行车，防止发作时摔伤，或出现交通事故。

癫痫患者应少看电视，尤其是看电影、电视诱发发作的患者，在未经药物满意控制发作之前，最好不看电视或电影，因有些画面、声响对视觉、听觉都有强烈的刺激，尤其一些恐怖场面，对于某些癫痫患者容易诱发作。病情控制较好的患者，每天看电视最好不超过半小时。闪光诱发癫痫发作的患者，应禁止玩电子游戏。玩电子游戏时间过长，大脑高度紧张，得不到充分休息出现乏氧，会引起癫痫发作。另外电子游戏能诱发大脑过度放电，使癫痫发作。

鼓励患者到公共场所与同龄人、与社会接触。癫痫患者担心自己会在大庭广众之下病情发作，让人鄙视，从而常有自卑、抑郁的心理，不愿参加社交活动，给他们的生活质量甚至治疗带来一定影响。其实在药物的良好控制下，患者参加社交活动，可使心情舒畅、精神愉快，会有利于疾病治疗。

（朱国行）

十、做脑电图会触电吗

有癫痫患者家长来信问：做脑电图检查孩子会触电吗？脑子会变笨吗？

我们知道，脑电图检查就是在头皮上通过电极，将已经存在于大脑皮质的 0.5～50 赫兹电位活动信号引发出来，经专门的脑电图仪器放大后记录下来，形成了我们肉眼所见到的波状曲线，即脑电图，由神经专科医师分析报告。其实脑电图仪的工作原理与心电图仪相仿，只是脑电波的电位比心电图的电位放大 100 万倍，如果孩子检查时多动，或是旁边有人走动，非常容易出现伪迹波，给分析报告带来难度。因此，对于不能合作的婴幼儿常需要使用镇静剂。

脑电图检查既不会让孩子触电，也不会使孩子变笨、影响智能。脑电图检查是没有创伤性的、安全的，可以反复检查，对于神经系统疾病的诊断是重要的检测方法之一。目前，世界上尚无其他仪器检测可替代脑电图检查。

顺便将儿童脑电图检查注意事项告诉您。

（1）脑电图检查前最好把头洗净，不要抹油，使电极与头皮接触良好。

（2）脑电图检查前不需要空腹，应进餐后检查，如当天要空腹化验，可先抽血、进餐后再检查。

（3）因检查需要用镇静剂的婴儿或儿童，应听从检查医生的安排后再用药。

（4）如需要作特殊检查，如剥夺睡眠脑电图检查，应按照医师要求定点起床。

（陈连红）

—— 专家简介 ——

陈连红

陈连红，上海市儿童医院神经内科主任医师，上海市医学会脑电图与临床神经生理专科分会委员。擅长儿童脑电图及儿童经颅彩超诊疗技术，及治疗儿童癫痫病、儿童偏头痛、小儿脑发育异常、小儿急性周围性面瘫、儿童多发性抽动及小儿神经系统疾病中某些疑难杂症。

十一、频繁愣神的孩子应尽快就诊

　　"啪!"一声清脆的碎裂声打破了姐妹淘聚会的盈盈笑语,小伟妈回头一看,儿子小伟呆立在前方,好像吓傻了,脚下是玻璃杯的碎片。她又气又急:"你怎么又打碎东西了,一天到晚闯祸!"小伟一动不动,数秒后"哇"地一声哭起来了。旁边的琳琳妈是个医生,从孩子呆滞的眼神中看出了异常,让小伟妈赶紧带孩子去医院做个脑电图检查。检查结果让小伟妈大吃一惊——3 赫棘-慢波发放,提示癫痫失神发作。

　　癫痫主要有部分发作和全身发作两种形式。小伟的情况属于全身发作,是儿童失神癫痫。这种癫痫主要表现为突发性精神活动中断,频繁失神、意识丧失、可伴肌阵挛或自动症。每次失神发作短暂,一次发作数秒至十余秒,发作结束后可继续原来活动,但不能记起发作时的情况,每日数次至上百次。小伟每天"愣神"次数多,在愣神时目光呆滞,头慢慢向下垂,手中握的不管是杯子、玩具还是笔,都会不自主滑落,这种情形就是失神发作的表现。

　　另外,小伟的脑电图报告显示 3 赫的棘-慢复合波,是失神癫痫的典型脑电图表现,是这类癫痫强有力的佐证。这种异常放电由反复发作的脑细胞异常同步放电所致,患者感觉不到,别人也看不出来,但可以通过脑电图记录下来。这种随机的异常放电,每次持续时间常极为短暂,多为几十毫秒到几秒钟,能否捕捉到这种异常放电对患者的诊断、分型乃至确定治疗方案起决定性作用。

　　儿童失神癫痫 3～12 岁起病,5 岁左右为高峰年龄。其实癫痫的发病机制尚不完全清楚,但有明显的遗传倾向。一般认为可能是常染色体显性遗传,据统计 15%～44% 的患儿有癫痫家族史。癫痫不可怕,只要诊断明确,用药合理,患儿按时服用抗癫痫药,不要自行停药,也不要漏服药,定期临床随访,定期脑电图随访,病情会得到有效控制。

除了服用药物治疗外，饮食上要让儿童多吃些含有丰富蛋白质的食物，如瘦肉、鸡蛋、牛奶、鱼虾、豆制品等。优质蛋白不仅可以促进小儿神经系统的发育，还能促进儿童记忆力与思维能力的增长与发挥。多给儿童吃些富含维生素 E 的食物，如海藻、贝类、胡萝卜、芝麻油、豆芽等。维生素 E 除了抗氧化之外，还是一种膜稳定剂，可以防止脑细胞的渗透性增高，起到预防抽搐发作的作用。要增加 B 族维生素和维生素 C 的摄入，如富含维生素 C 的西红柿、猕猴桃、油菜、菠菜，富含 B 族维生素的动物肝脏、糙米。这些食物能帮助蛋白质代谢，促进脑细胞抑制区域更好地发挥作用。食物以清淡为主，少放盐，因为摄入大量的钠可以诱导神经元过度放电，从而使癫痫发作。

总之，对儿童失神发作早期诊断、合理用药、定期随访，加上家长积极配合治疗，医患双方齐心协力帮助孩子控制病情，相信"小伟"们能够健康成长。

（张晓菁　张利军　白　宇）

—— 专家简介 ——

张晓菁

张晓菁，上海市普陀区中心医院脑功能室副主任。主要从事脑电图、肌电图、诱发电位等神经电生理各项操作及诊断工作。

十二、手术治疗——药物难治性癫痫的新希望

世界卫生组织将癫痫列为重点防治的神经、精神疾病之一。各国临床研究表明，新诊断的癫痫患者如果接受规范、合理的抗癫痫药物治疗，70％～80％患者的发作是可以控制的，其中60％～70％的患者经2～5年的治疗可以停药。然而仍有20％～30％的患者属于药物难治性癫痫，治疗比较棘手，近年来医学技术的进步为这部分癫痫患者带来了新的希望。

手术是各种治疗手段中最"斩草除根"的方法，那么癫痫能否通过手术治疗呢？其实，100多年以前，医学专家们就开始寻求癫痫的外科治疗，但由于当时的设备和技术落后，癫痫手术效果并不显著。进入21世纪后，随着人们对电生理研究的深入、医学影像学的发展、手术设备和技术的快速提升，癫痫发作的病灶起源越来越明确，手术效果越来越明显。

上海儿童医学中心儿童癫痫诊治中心联合神经内科、神经外科、发育行为儿科及影像诊断科多科合作，率先在沪上运用外科手术成功治愈儿童难治型癫痫病患者。

来自四川的11岁男孩小军患有癫痫，从3岁起发病，8年中几乎每天都要发生五六次抽搐。虽然曾服药控制住病情，但2011年再次发作后药物便没有了效果。通过24小时视频脑电图检查对其脑电波进行监测，最终发现小军的左侧大脑半球广泛地异常放电，异常电波扩散到整个大脑，对于这种药物无法控制的难治型癫痫，癫痫中心的医生决定手术治疗。

一般而言，当临床上两种药物治疗两年以上仍无效果的情况下，可以进入外科评估程序。由于第一种药物治疗癫痫的有效率为47％，增加第二种药物治疗

后有效率可增加 13％，而再联合第三种药物后，其有效率仅增加 3％。因此，若前两种药物无效，则基本属于药物治疗无效性癫痫，应当考虑外科手术治疗。

癫痫的病因五花八门，外科手术治疗也具有个性化的特点，即根据不同病情制定不同的外科治疗手段，包括病灶切除术、隔离手术及神经调控技术。

病灶切除术适合肿瘤、皮质发育异常、寄生虫等有明确病因的癫痫患者，方法显而易见，切除病灶，恢复大脑功能。隔离手术是通过手术将异常癫痫波与正常脑组织隔离，此手术经过长期的实践和改良后，目前手术创伤减小，并发症减少，但由于必须对切断部位精确定位而对手术医生提出了极高的要求。小军最后即通过隔离手术进行了治疗。术后小军不再抽搐，但右侧上下肢有轻微无力。因为小军年龄还小，右半脑有望代偿左半脑的功能，将进行长期康复训练，右侧上下肢体功能可望逐步恢复。

神经调控技术是手术治疗癫痫的一大技术进步。就像给心脏安装起搏器，神经调控技术是在迷走神经上放一根导线，导线和放在胸部皮肤下的微型脉冲电流发生设备相连。然后在体外将刺激器调到适合频率，微型脉冲电流发生设备发出的电流可以通过迷走神经传入大脑，影响异常发作，从而控制癫痫发生。

目前，外科手术治疗癫痫效果总体达到 50％～70％，可以基本控制其发作。随着医学导航设备的进步、电生理及医学影像学的进一步发展，靶点治疗癫痫将会成为可能，儿童癫痫有望得到根治。

特别提醒

有准备、有头脑的患儿家长，应该学会急而不乱，正确处置，仔细记录发作情况，条件允许者可以用手机等工具及时记录发作视频。

（顾　硕）

—— 专家简介 ——

顾　硕

顾硕，副主任医师，医学博士，硕士生导师，上海交通大学医学院附属上海儿童医学中心神经外科副主任、儿童癫痫诊治中心副主任，上海市医学会脑电图与临床神经生理专科分会委员。擅长治疗各种小儿神经外科疾病，包括儿童难治性癫痫、脑积水、脑肿瘤、蛛网膜囊肿、狭颅症、脑外伤等的外科治疗。

十三、新型"避雷针"为癫痫患儿保驾护航

癫痫是神经系统常见的疾病之一，尤以儿童和青少年发病率较高，发病率为3‰～6‰。

上海一位患者为 5 岁的小女孩，出生后曾因一次高热发生抽搐，之后几乎每月发作一次，诊断为癫痫。药物治疗无法控制病情，由于频繁发作，孩子智力发育逐渐显得落后，无法进入正常的学习和生活。多方求医之后，患儿来到上海儿童医学中心儿童癫痫诊治中心求治。经过仔细的评估检查，医生决定通过外科手术在患儿体内植入迷走神经刺激器来进行治疗。手术创伤很小，恢复快，患儿术后 3 天就出院。患儿从此没有再发作癫痫，重获正常生活。

迷走神经刺激术主要针对两侧大脑都有异常放电的患儿。手术将迷走神经刺激器埋置在皮肤下，电极植入缠绕于左侧颈部的迷走神经，采用不同的刺激参数，进行间断刺激，以达到控制癫痫发作的目的。我们把这项技术形象地比喻为"避雷针"，有效地把类似打雷闪电一样令人惊恐的发作化解于无形。这一手术过程较简单，几乎所有患者都能安装，唯一的缺点是设备比较昂贵，整个手术及器材的花费约需 18 万，目前国内有些地区已经有纳入医保支付范围。

上海儿童医学中心 2012 年从美国引入此项新技术后，已经成功为多名患儿进行了安装，总体有效率达到 50％～70％。迷走神经刺激术的理论，是在 1988 年由美国的一位医师萨瓦拉(Jacob Zabara)提出，他认为刺激迷走神经可能改变大脑内的电位，因而阻断甚至预防癫痫之发作。至于为何刺激迷走神经可以产生控制癫痫发作的效果，目前则尚未有真正的定论，但是在动物实验中发现，刺激迷走神经确实是可以有效控制癫痫的发作。此构想后来经由 Cyberonics 公司设计出一个神经刺激系统，并且实际在临床上运用于癫痫患者。

迷走神经刺激术的进行过程是首先经由外科手术将线圈放在左颈部内的迷走神经上，并且将刺激装置埋在胸前。接着在每一次的病患就诊时，医护人员透过仪器来调整刺激装置中的参数与模式，机器就会依照设定好之模式，自动刺激迷走神经来达到控制癫痫发作的目的。如果病患的癫痫发作是有前兆的，那么当病患在家中或是其他场合感觉有前兆出现时，尚可使用一个内部含有磁铁的小构造，将它在胸前划过，就可以产生额外的刺激，来中断即将发生的癫痫发作，或者减短发作时间，或减轻发作的严重程度。

迷走神经刺激除了可以有效控制癫痫以外，它还能改善脑功能，提高患者的生活质量，改善患者的警觉性、发作后的恢复、成串的发作、规律服药、语言技能、动手能力、思维能力、心情、记忆力、独立性等。患者经过迷走神经刺激后，精神状态好转，智力有所提高，脾气性格变温和，不那么暴躁。虽然这个方法不能彻底治愈癫痫，但是对于这类患者来说是一个希望，对于经济方面能够接受的患者来说无疑是值得尝试的一个方法。因为它创伤小，不用冒开颅手术的风险，而且正因为它没有开颅，暂时用这个迷走神经刺激的方法控制癫痫发作，是一种积极的等待，不至于冒险开颅且丧失将来的希望。

目前，全球已有超过 13 万例难治性癫痫患者接受迷走神经刺激术治疗，得克萨斯州大学的惠利斯(James W. Wheless)博士在美国儿科学年会上作了题为"刺激迷走神经(VNS)治疗儿童癫痫的观察"的发言。他认为：在用抗癫痫药物治疗癫痫的今天，迷走神经刺激法是目前美国治疗这种疾病的第二种最常用的方法，第一种为常规药物治疗。2013 年 8 月 28 日，《神经病学》杂志在线发表了美国神经病学会(AAN)有关迷走神经刺激术治疗癫痫的更新版指南。在新版指南中明确提出了迷走神经刺激法用于药物难治性癫痫、不能行手术治疗或手术治疗效果差的癫痫患儿，并推荐迷走神经刺激法作为部分性或全身性癫痫发作的癫痫患者辅助治疗方法。

（顾　硕）

十四、中西医结合治疗癫痫之体会

民间将癫痫俗称为"羊癫疯"，中医将之称为"癫痫""痫病"或"痫证"，其临床特征传统定义为，以突然仆倒、昏不知人、口吐涎沫、两目上视、肢体抽搐或口中如作猪羊叫声等神志失常为主要表现的一种发作性疾病。不难看出，此种定义实际上仅是指现代医学癫痫中之全身强直—阵挛性发作的类型，并不全面。所以，近年出版的中医教科书又加了"发作性神情恍惚"，这样至少将临床常见的"失神发作"包括在内。

历代中医学者认为"惊、风、火、痰、瘀"是癫痫的主要发病机制。中医药在治疗癫痫方面同西医相比，其抗癫痫药物的抗惊厥效力虽多不如西药，起效缓慢，但自身亦具有明显优势，如作用持续时间长、毒性反应和副作用相对较小。且文献表明，中药添加治疗癫痫比单纯应用西药具有更好的疗效，并且中药对改善痫性发作以外的不适症状、保护智能有一定作用。总的来说，癫痫发病之病因复杂，病机交错，但不外乎"惊、风、热（火）、痰、瘀、虚"六个方面，故在治疗上当注重辨证论治，治法上各有侧重，病位主要责之于心、肝、脾、肾。辨证论治是中医治疗癫痫的重要方法之一，且辨证论治又为传统医学之精髓所在，因此运用辨证论治治疗癫痫具有独到的优势。

治疗癫痫时首先必须知道癫痫在不同的病程阶段，如发作期和休止期，不同患者会有不同的病理变化。急则治标，缓则治本，这是中医的治疗大法。癫痫治疗亦遵此法：发作期豁痰开窍醒神以治其标，休止期去邪补虚以治其本。病之初起和发作之时，邪气有余，多为风、痰、火、瘀等标证，当以治标为要，多从风痰、痰瘀、痰热、惊风等方面论治；痫证日久和在休止期，应标本兼顾，攻补兼施。

根据笔者的经验，中药可以作为儿童良性中央颞叶癫痫、某些轻度的部分性发作患者的首选治疗方法，而且可以做到单药治疗，取得良好疗效。另一方面对于难治性癫痫患者，中药可作为添加治疗用药，以减少发作，当然这需要日后积累更多的病例以观察疗效。中草药的优势在长期医疗实践中不断接受着检验，也同时被现代科学研究证实。现代科研工作者在探索中药单体及复方抗癫痫的作用及其机制时亦进行了大量实验研究。比如川芎的主要有效成分之一川芎嗪（TMP），能有效地透过血脑屏障，保护神经元，同时抑制突触重建的形成，减少痫性放电，从而控制癫痫发作。又如柴胡的有效成分柴胡皂苷 a(SSa)能使难治性癫痫大鼠的痫性发作减轻，有明显的抗癫痫作用，这可能是由于柴胡皂苷 a 降低了大鼠颞叶皮层、海马区的多耐药蛋白 P-糖蛋白(P-gp)的表达，且其效果呈剂量依赖性，以高剂量组效果最为明显。石菖蒲具有化湿开胃、开窍豁痰、醒神益智之功，其水溶性部分和有效成分 α-细辛醚能有效减少戊四唑点燃大鼠癫痫发作次数，治疗后各组癫痫大鼠的海马神经肽 Y 含量升高，故而起到抗癫痫的作用。此外，有研究表明，石菖蒲的有效成分 α-细辛醚还能显著提高学习记忆能力和改善认知功能。这些对中药单体的研究为添加治疗用药提供了良好的药理学基础。所以对这类患者而言，可不必盲目寻求手术治疗。手术的目的是切除致痫灶或阻断癫痫放电的传播路径以及切除有病变的组织，对于明确有致痫灶的患者而言，疗效(发作减少和发作消失)可达 60%～80%。但对其他难治性癫痫、无手术适应证的患者而言，完全可以先加用中草药辨证施治，以期减少甚至控制发作。

（陈　敏）

—— 专家简介 ——

陈　敏

陈敏，上海中医药大学附属市中医医院神经内科副主任医师，硕士。擅长中西医结合治疗脑血管疾病、癫痫、偏头痛、帕金森病、小脑共济失调、运动神经元病等。

十五、得了"羊癫疯"，中药能根治吗

"羊癫疯"，为"癫痫"的俗称，是一种古老的疾病。早在《素问·奇病论篇》就有此病的记载，认为此病"得之在母腹"因"其母有所大惊，气上而不下，精气并居，故令子发为癫疾"。历代医家对此病也多有论述。《三因极一病证方论》曾提出"夫癫痫病，皆由惊动，使脏气不平，郁而生涎，闭塞诸经，厥而乃成。或在母胎中受惊，或少小感风寒暑湿，或饮食不节，逆于脏气。"《丹溪心法》也明确指出此病之发生"无非痰涎壅塞，迷闷孔窍"。

综合诸家观点，中医学认为此病形成大多由于先天因素，后天失养所致。先天禀赋不足、七情、外感、饮食、外伤、劳累、患其他疾病，导致肝脾肾的损伤，引起风阳痰浊、蒙闭心窍、流窜经络而致本病。而癫痫如果反复发作，又可致脏腑更加虚弱，痰浊越结越深，成为顽痰；痰浊不除，癫痫反复发作，则成为痼疾，缠绵难愈。所以癫痫病属于一种慢性疾病，无论中医还是西医都需要医患双方的共同努力，才能达到控制癫痫发作，甚至痊愈的目标。

目前许多伪中医宣称祖传秘方可以根治"羊癫疯"，这是夸大其词。癫痫作为一种慢性疾病，根据病因不同，类型不同，其预后也有天壤之别，所以癫痫患者应该经过专科医生的诊治，结合病史、发作情况、脑电图、颅脑磁共振等检查，首先明确自己是哪种类型的癫痫，接下来才能决定采取哪种治疗方案。有部分良性癫痫，不仅中药，甚至患者注意日常生活的调摄，也可以达到临床治愈的疗效。

（靳　淼）

—— 专家简介 ——

靳　淼

靳淼，上海中医药大学附属龙华医院脑病科副主任医师，上海市医学会脑电图与临床神经生理专科分会委员。临床擅长癫痫、失眠、头痛、头晕、运动神经元病、肌无力等神经精神疾病的诊断治疗，及亚健康的中医调治。

十六、害人不浅的癫痫虚假广告

　　张老伯的孙子 12 岁时在学校里突然发病，上课时短暂性"发呆"。在大医院里做脑电图后诊断为原发性癫痫、典型失神发作，医生要求患儿吃西药——丙戊酸钠治疗。但张老伯很有顾虑，担心不良反应影响肝脏功能，不敢治疗。后来听别人说在广告上看到一种可以治好这病的"中成药"，他也去买来让孙子试。谁知孙子在用药三月后发作反而增加，而且出现大发作。经化验，张老伯购买的"中成药"含苯巴比妥，而苯巴比妥不仅不能治疗典型失神发作，还会加重发作。张老伯后悔不已，实在不该相信虚假广告，反而害了孙子。

　　无独有偶，试着在网络上搜索有关"癫痫治疗"的内容时，往往可以发现"神医"无数、"仙药"众多。"起效快""无副作用""彻底治愈""无复发"之类诱人词汇，数不胜数。乍一看，如何不让人心动？哪个患者不希望自己的病快点好，治愈后不再复发？不过，世上真有那么神奇的药吗？且听分析。

广告语（一）

穴位注射"××康复液"，1～3 次成功治疗癫痫病，疗程短，疗效快，愈后不复发。

　　质疑：穴位注射是什么？真能治愈癫痫且不再复发？

　　分析：癫痫是慢性病，是大脑神经元异常放电所引起的，是脑子里的异常，癫痫发病与穴位无关，而且癫痫治疗是一个长期的过程，不可能"1～3 次成功治疗癫痫病"。

广告语（二）

我院癫痫病研究治疗中心采用高科技电脑手术治疗癫痫（羊羔疯，羊角疯）

不住院，无痛苦，无副作用，随治随走，不易复发，不反弹！

质疑：高科技电脑手术是什么手术？

分析：癫痫的手术治疗有非常严格的适应证，只有经严格仔细的术前检查发现脑中有明确的癫痫起源灶时才考虑手术治疗，而且手术治疗也不能"断根"，患者还需要继续药物治疗。不存在高科技电脑手术，"无痛苦，无副作用，随治随走，不易复发，不反弹"更没科学依据。

广告语（三）

我院采用现代基因调控疗法和古老的中医整体调理疗法研制而成的××中成药，具有制狂、开窍、安神、健脑、补脑功能，效果非常稳定。特别奇妙的是，这些中药能快速修复变异脑细胞，优化基因组合，从根本上治愈癫痫顽症。专家组郑重承诺：在我院服药治愈的患者，5年内如有复发者，凭信誉卡免费治疗直到痊愈。

质疑：什么样的药物能修复变异脑细胞，优化基因组合？

分析：癫痫由多种多样的原因引起，只要造成大脑损伤都可以造成癫痫。大部分癫痫不是单基因病变，在癫痫治疗中目前还没有基因治疗。以上说法没有科学依据。

广告语（四）

凡在我中心购药服用7～10天无疗效者，直接办理无条件原款退回的手续！凡在我中心购药连续使用3～4个疗程不能完全康复的患者，直接凭购药发票与患者康复跟踪卡，享受半价或免费治疗直至康复。

广告语（五）

我中心祖传秘方"××汤"主要用于各种癫痫病的治疗。经200多年的祖传经验和长达5年的临床应用考评，该药适合各型癫痫病的治疗，疗效稳定，治愈率高，愈后无复发。不但不伤肝脑，还有补肾养肝益脑作用。临床治疗发现，"××汤"对癫痫病的治愈率为77.6％，无效率为0。典型病例：某女，28岁，2003年因脑瘤开颅术后引起癫痫大发作，一天发作数十次不等。服用西药疗效不佳，后经人介绍来我中心治疗，用"××汤"10天后，发作次数明显减少。两个疗程后基本正常，脑电图恢复正常，4个月后停药，随访未复发。

质疑：中药如此奇效？7天起效，3～4疗程即能完全治愈癫痫？无效率为0，服药四个月后癫痫治愈，未再复发？

分析：社会上有不少所谓"中医中药研究所（院）""癫痫病医院"等宣称中药治疗癫痫可无不良反应，从而研制各种号称"纯中药"的抗癫痫药，但据国内临床机构研究，此等各种名称的抗癫痫中成药内均混有廉价的抗癫痫西药如苯巴比妥、苯妥英、卡马西平等，但在其处方中均未标明。

这些抗癫痫中成药在癫痫患者中应用的危害性有：中成药中的西药组成不均匀，剂量不稳定，造成或无效或中毒的后果；由于药剂组成未标明西药成分，致使临床中可能重复使用产生中毒或不良反应；不能根据发作类型选用合适抗癫痫药物，造成无效甚或加重；低成本高价位，故有极大的欺诈性。

癫痫的正确规范治疗十分重要，国际抗癫痫联盟（ILAE）委员会关于治疗策略的近期指南强调，癫痫治疗原则是在控制发作的基础上提高生活质量，在疗效和生活质量上得到最佳的平衡。然而遗憾的是，不少癫痫患者因为担心西药的不良反应而不愿意长期服药，偏偏喜欢尝试所谓的"祖传秘方""特效中药"，浪费了钱财，更耽误了病情。

癫痫治疗是复杂的过程，我们要反对虚假广告宣传，要相信科学，癫痫患者应到正规医院科学规范治疗，不能病急乱投医。

（朱国行）

十七、警惕"医托"三招骗财误病

较长时期以来,社会上的一些医托频频出入于各家医院。医院门诊大厅或大门口时常有医托"潜伏",他们中有男有女,手牵孩子,并不急于挂号就医,却两眼紧盯那些慕名而来的外地家长,特别是对脑瘫、癫痫病和一些慢性病患儿的兴趣更大,一旦遇上目标,马上频频出招。

第一招,表示关切,询问:"孩子得什么病?"

第二招,表示同情,热情推荐,说自己身边的孩子也是这种病,服用某某老中医的药,配一次药,就根治了,说着指指身边的孩子。

第三招,自己的孩子也不看"病"了,热心陪同前往,理由是对方人生地不熟。最后前去就诊的场所往往 10 帖中药开出几千元高价。所谓"特效药",经医院中药师鉴定,乃是极其普通、价格低廉的中草药。

有个患儿家长被忽悠去外省市驻本市的"纯"中药治疗癫痫的"名医"治疗点。三个月后,原治的一种抗癫痫药慢慢减到半量以下时,原先已一年余临床无发作的癫痫病再次发作,并呈现癫痫持续状态,送医院抢救。当检测患儿血药浓度时,发现原治疗药已达无效值,而医院未用过的三种药物的血药浓度超标 3~5 倍。此时,患儿家长回忆起每包中药里确实有 2 个胶囊。听信游医,不正规治疗,让孩子受痛苦,患儿家长心痛不已,后悔莫及。

在此提醒各位家长注意,警惕"医托",切莫上当受骗。

特别提醒

不正规治疗的危害很大:有些癫痫患者可能根本不需要治疗,多年的服药给患者带来不必要的烦担和损害;原本是一些良性的癫痫综合征,经不正规的治疗后病情可能复杂化，反而成为医源性的所谓"难治性癫痫"；临床上很多真正难治性的癫痫，经不正规治疗，病情迁延，耽误了最佳的治疗时期或延误了手术时机；患者和家属病急乱投医，反而不得要领，丧失了信心，还可能产生大量不必要的花费，造成经济损失。

（陈连红）

多｜导｜睡｜眠｜图｜与｜睡｜眠｜障｜碍｜

十八、睡眠障碍包括哪些疾病

睡眠占据人生命的 1/3 时间，从古至今像谜一样让人无法琢磨。早在公元前 400 多年，希腊哲学家希波克拉底认识到："清醒或是睡眠，二者之一不适当，都将导致疾病。"而在中国民间流传千年的《周公解梦》依靠人的梦境来卜吉凶，更是将睡眠、梦与神秘玄学连为一体。近代奥地利精神分析学家弗洛伊德提出用梦的情境去揭示并治疗精神神经症的症状，著有《梦的解析》，把现代精神分析带入了睡眠研究。然而真正窥见睡眠的是基于脑电图、眼动电图以及肌电图的多导睡眠仪，从此将睡眠研究引入到科学的范畴内分析。

在人类夜间睡眠中，大约有 1/4 的时间处于快速眼动（REM）睡眠期。在这期睡眠中，人的眼球出现快速的扫视运动，全身肌肉极度放松，此时将人唤醒，绝大多数人都会述说梦中的情境，因此也称为做梦期睡眠。与快眼动睡眠不同，睡眠中 3/4 的时间是在非快速眼动（NREM）睡眠中度过。此期睡眠包含由浅入深的三个阶段，第三阶段慢波睡眠是极为酣畅的深睡眠。

如此结构丰富的睡眠当然不是一种单纯的静息状态，它包含了丰富的内涵，对机体的生长发育、能量修复、学习记忆都有十分重要的意义。非快速眼动睡眠能够促进生长、消除疲劳及恢复体力；而快速眼动睡眠促进神经的发育成熟，在此期睡眠中神经元不断发展、相互连接增加，促进学习和巩固记忆活动，帮助人体适应环境。此外，睡眠还有利于调节机体的免疫功能，帮助维持免疫系统功能处于稳定状态。近年来很多科学家还发现长期睡眠不足可以导致记忆力下降、反应迟钝，更早进入衰老甚至是痴呆。睡眠是如此重要，而普通大众对睡眠的认识非常缺乏。

睡眠障碍全球患病率为 9％～15％，是涉及全人类的重要医疗卫生公共问题。据中国公布的睡眠调查结果，2010 年中国成年人失眠发生率为 38.2%，高于国外发达国家的失眠发生率。尤其值得重视的是，目前心理障碍的发病率大幅度上升，其中相当多的患者以睡眠障碍为突出主诉，但多被当作"失眠"而久治不愈，其中部分患者发生严重后果。随着都市化，电脑手机介入到生活的方方面面，人们夜间睡眠时间明显缩短，不同程度地导致睡眠剥夺；此外，某些需要值勤或轮班的社会职业人员，也普遍存在睡眠剥夺现象，长期睡眠剥夺能够导致人体生理功能的紊乱。睡眠障碍严重影响人们的生活、工作、学习及身心健康，由此导致病假、意外伤害、事故、工作效率和生产力的下降等，给家庭与社会带来显著的负面影响。然而，普通大众对睡眠障碍的认识却十分有限。

在大众看来，睡眠障碍主要是指睡不着觉、睡眠质量差；对于其他医学专业医生，睡眠障碍包含睡眠期间的所有异常行为，主要意味着"失眠""睡眠呼吸暂停""梦游"等；而对睡眠专科医生而言，睡眠障碍包含着更为广泛的疾病内涵，所有睡眠-觉醒相关问题皆属于睡眠障碍，也就是说睡不着是病、睡不好是病、睡的时间不恰当也是病。

根据美国睡眠医学会发布的国际睡眠障碍分类指南，睡眠障碍主要包括以下六类：

● 睡眠障碍表

睡眠障碍分类	常见疾病
失眠	慢性失眠障碍、短期失眠障碍
睡眠相关呼吸障碍	阻塞性睡眠呼吸暂停低通气综合征、中枢性睡眠呼吸暂停综合征、睡眠相关的低通气症、睡眠相关的低氧血症、原发性鼾症
中枢性过度嗜睡	发作性睡病、特发性嗜睡、周期性嗜睡、睡眠不足综合征
睡眠-觉醒昼夜节律失调	睡眠觉醒时相延迟障碍、睡眠觉醒时相提前障碍、非 24 小时睡眠觉醒障碍、不规律睡眠觉醒节律障碍、时差变化睡眠障碍、倒班工作睡眠障碍
异态睡眠	REM 睡眠相关行为障碍、意识模糊性觉醒、睡行症、睡惊症、睡眠相关进食障碍
运动相关睡眠障碍	不宁腿综合征、周期性肢体运动障碍、睡眠相关性腿痉挛、睡眠相关性磨牙、睡眠相关节律性运动障碍

（赵忠新）

十九、诊断睡眠障碍的金标准
——多导睡眠图

多导睡眠图(PSG)监测是一种无创检查方法,可以在整夜睡眠过程中,根据需要连续并同步地监测与记录多项生理指标。它由仪器自动分析,再由人工逐项核实,以便对睡眠的结构与进程、监测睡眠期的脑电、呼吸功能和心血管功能作出分析。结合临床对检查结果综合分析,可以为睡眠障碍的诊断、分类和鉴别诊断提供客观依据,也可以为选择治疗方法及评价治疗效果提供重要参考信息。

多导睡眠图检测内容包括脑电图(EEG)、肌电图(EMG)、眼动电图(EOG)、心电图(ECG)和呼吸描记装置等,根据需要也可同时监测血压、脉搏等反映心血管功能的生理指标,还可以测定阴茎的勃起功能。近年随着生物化学的进展,使得多导睡眠图可以同时检测神经递质及神经内分泌等项指标。

多导睡眠图检测时通常利用 2~4 个导联记录脑电图,头皮电极的规格及安放位置与进行常规脑电图检查相同,根据不同实验要求定位(按国际通用的 10%~20% 电极放置系统)。如果需要明确睡眠期间是否存在癫痫发作,则需要放置多个电极进行睡眠脑电图描记。有 2 个导联记录眼动电图、1 个导联记录心电图、1~2 个导联记录肌电图。呼吸方面的监测包括口鼻气流、胸式或腹式呼吸动度、二氧化碳分析装置、热敏电阻、血氧饱和度和鼾声监测器。根据实际需要还可以增加其他监测内容。

多导睡眠图检查应当在专门设置的睡眠实验室内进行。理想的睡眠实验室应当包括仪器操作室和受检者睡眠监测室。受检者睡眠监测室的布置简单、安静,温度适宜,空气流通,尽可能接近家居环境,使受检者能够放松、舒适。房间设置最好能够避光隔音,使受检者在白天也能够进行睡眠监测。卫生间应当设置在睡眠实验室的套间内或附近,以避免受检者夜间入厕不便,影响睡眠检测。检测之前,应给患者简单介绍多导睡眠图检查的目的和要求,以取得患者合作,并解除患者可能产生的恐惧心理。要求受试者按照平时生活习惯及作息时间睡眠,测试时患者应舒适地躺在床上,以自然入睡获得的资料更客观可靠。女性在月经期不作检查。

为确保多导睡眠图检测结果的准确可靠,应遵循以下注意事项。

监测前准备：①评估患者对睡眠疾病及睡眠监测的认识程度，讲解睡眠监测的简要步骤及重要性。让患者参观熟悉一下监测病房的位置、环境，了解各种检查、电极的大致情况，减少对监测的负面影响。②了解患者夜间睡眠的习惯及适应能力，协助患者合理安排监测当日生活起居，嘱按预约时间准时到达监测中心。③要求患者当天不饮用刺激性饮料如可乐、浓茶等，不能饮酒，勿使用睡眠药物（除非是患者每日的常规习惯）。自带一件宽松的睡衣（必须胸前解开的样式）及睡裤，以便于监测。监测前洗浴，洗浴后不使用美发、护发及美容护肤用品等，以免影响监测电极与皮肤的粘贴效果。尽量不携带贵重物品。避免剧烈运动，并保持精神情绪稳定，以免影响睡眠。保持鼻部通畅，如患有感冒，应提前与医生联系，另约检查时间。为了保证夜间睡眠，白天尽量少睡。为避免夜间起夜，白天尽量少进流食和水。

监测中注意事项：①环境准备监测病房应清洁、安静、灯光柔和，使患者能很快入睡。监测时患者睡眠时间应达到 7 小时，最少应达到 4 小时。②相关知识宣教和心理护理给予心理安慰诱导睡眠，嘱患者入睡前自行排大、小便，必要时准备便器，监测中不得随意离开床，以防止拉伸监测导线，影响监测的连续性。③物品齐全，熟练操作，安装时应粘附牢固，以免电极脱落，影响监测效果。④加强巡视，检查监测导线粘附情况，及时询问和解决患者的生活需要。

监测后，据监测结果进行治疗宣教，依照患者的年龄、性别、工作情况及睡眠状态提供相关的宣教内容，为轻度患者宣传健康的生活方式，介绍相关预防和缓解睡眠障碍的方法。

（吴惠涓）

二十、失眠不仅是健康问题，也是社会问题

　　失眠是最常见的临床症状，表现为难以入睡、熟睡维持困难和醒后不能恢复精力与体力，从而影响白天的社会功能，长期慢性失眠还可能并发抑郁性情感障碍或导致躯体疾病等。2002 年 3 月"国际睡眠日"进行的调查表明，在我国普通人群中有 45.4％的人存在失眠问题。尤其值得重视的是，抑郁性心理障碍发病率大幅上升，其中相当多患者以失眠为突出主诉，而多被当作原发性失眠而"久治不愈"，不少发生严重后果，比如国内外不少著名人士就是因为不堪忍受久治不愈的"慢性失眠"而自杀。失眠不仅危害健康，也危害家庭与社会，所以失眠不仅是医学问题，也是社会问题。

　　从目前失眠治疗的临床现状来看，存在着许多问题。上述调查结果显示，在我国普通人群中对失眠采取的对策有：服安眠药 33.4％，少喝茶、咖啡 32.9％，看医生 22.3％，喝中药 14.5％，喝酒 13.1％。在采用服催眠药物的个体中，其服药情况是：亲朋推荐 23.2％、医生处方 49.5％、其他途径 27.3％。这些患者对于目前失眠治疗的总体满意度只有 45.9％。从医学观点来看，以上数据显示我国普通人群对失眠采取的措施大部分是不正确的，在少部分服用药物的患者中，选择药物信息的来源与途径也不正常。这必然导致客观治疗效果不佳，主观满意度降低，意外情况发生率增加。

　　产生这种现状的原因是多方面的。首先就睡眠障碍与睡眠卫生知识的普及与提高来说，无论是在群众中还是在医学界本身都需要加强，这些不仅与从事睡眠医学基础和临床研究的人员有关，也需要得到社会各个方面，尤其是政府部门的重视与支持。因为睡眠医学不同于其他学科，其特殊性与重要性在于睡眠障碍不仅仅是个人的健康问题，常常给社会带来危害，如美国航天飞机爆炸的惨案与三里岛核电站事故等，都是因为有关人员的睡眠不足引起的。上海的一份调查揭示，车祸中有 35％是由于司机睡眠不足所致。由于工作或环境导致的睡眠剥夺而给社会造成严重后果的事例不胜枚举。随着社会发展与进步、科学文化知识的普及和生活质量的改善，人们对于睡眠质量的要求也逐步提高，越来越多的患者因为存在的各种睡眠问题而主动就诊。迫切需要大力培训睡眠医学专业

人才，开展睡眠医学的基础与临床研究工作，进行全民睡眠卫生宣传教育。有必要在大学开设睡眠医学课程，在医院开设睡眠障碍门诊与建立睡眠实验室，以利于促进睡眠医学的发展，满足日益增长的需要。

（赵忠新）

二十一、日出而作、日落而息的昼夜节律

我们早上醒来后神清气爽，生机勃勃，到了晚上就会觉得疲乏，需要睡眠休息，第二天按时起床，周而复始。

孕妇为什么常常在夜间出现阵痛，在早晨分娩？医师为什么经常在这些时候因心肌梗死患者发病而忙碌？低血糖为什么在黎明更容易发生？

所有这些现象都是因为昼夜节律。在人类存在的历史长河中，绝大多数时间内，都是"日出而作，日落而息"，且呈现的节律性与大自然的昼夜变化相一致，这是人类生存的基本条件之一。

地球物理环境的变化对机体最常见的影响，是地球自转形成的昼夜变化引起生物体内生理活动发生节律性变化。生物体与昼夜交替大致同步的生理活动周期性的改变，称为昼夜节律。人与自然界的所有其他生物一样，并非是独立存在的，必须依赖和适应自然环境。人经常是按照与外界周期性变化同步的适应性变化，来创造体内活动的条件。人体几乎全部的生理功能都具有周期为 24 小时的节律性变化，多种生理指标，如体温、耗氧量、血压、白细胞数、血液中肾上腺皮质激素和其他多种激素的含量、脑组织生物化学成分的含量等，都具有昼夜节律。早晨醒来后神清气爽、生机勃勃，与肾上腺皮质激素分泌的昼夜节律在此时处于最高峰有关。有节律的生活必须与昼夜节律这一客观节律相互协调一致，才能够让我们生存下来，繁衍昌盛。

孙教授去美国洛杉矶讲学，刚到时常常到了午夜还睡不着，待了几天适应了就好了。半个月后回国了，已经有几天都睡不好觉，整天昏昏沉沉。每次出国回来总有这么几天，他知道这都是"时差"给闹的。这种"睡眠紊乱"就是由于在不同时区旅行从而导致人体"生物钟"的不平衡，引起了昼夜节律失调造成的。

昼夜节律失调引起的失眠是指个体睡眠与觉醒的生物节律与所处环境不协调而引起的睡眠障碍。在昼夜节律失调引起的失眠患者中，睡眠时间分布不当的不利因素持续存在，且难以调整。他们的核心问题是想睡、需要睡眠的时候却睡不着，而在不应该睡眠的时间和场合却出现了睡眠，相应地又在不应该醒来的时候醒来。当睡眠觉醒周期改变后，生物节律在一段时间后可重新调整到新的运行模式，这种睡眠紊乱可通过自身生物节律的改变而好转。适应几天，一般失眠的情况就好转了。

特 别 提 醒

出国旅游回来怎么倒时差？为避免因时差造成的失眠，就应该提前几天作睡眠时间的调整，如果往东方旅行，起床和睡觉时间就提早一些，向西方旅行，则相反；到目的地后，不要吃得过饱；时间适合的话，到达后赶快先晒太阳，日光对调节生物钟有强烈刺激作用，可帮助克服时差带来的"睡眠紊乱"。由于时差反应或倒班工作出现的昼夜节律失调性睡眠障碍，是一过性生理节律紊乱。当建立了稳定的睡眠时间模式以后，睡眠障碍随即消失。

（彭 华）

—— 专家简介 ——

彭 华

彭华，副主任医师，副教授，海军军医大学附属长征医院神经内科副主任医师，从事临床神经病学工作20年，熟练掌握神经内科常见病、多发病的诊断和治疗。尤其擅长睡眠障碍神经痛、多发性硬化和头痛等疾病的诊治。

二十二、睡眠好处大，是不是睡得越多越好

人的一生中，睡眠时间几乎占了 1/3。人们为什么用如此之多的时间来睡眠，睡眠在人的生命过程中真的有那么重要吗？睡眠的好处很多。睡眠是消除疲劳、恢复体力及促进生长的主要方式。在睡眠期间，心率变慢、血压下降、呼吸频率降低，机体消耗能量减少，有利于合成代谢，各脏器的生理功能得到恢复和调整，因而和健康长寿息息相关。睡眠期间，脑垂体的各种促激素分泌增加，尤其是生长激素的分泌，能促进全身细胞的新陈代谢，有利于养精蓄锐和生长。睡眠能够巩固记忆。睡眠中的做梦就是记忆信息的再现，对信息进行重新处理，可能形成新的神经联系，提高学习和记忆的效果。

睡眠对我们的身体健康很重要，是不是睡眠时间越长越好呢？现代研究证明，过度睡眠和卧床可造成大脑皮质抑制，使脑细胞缺氧。因此，多睡对健康并没有益处。在现实生活中，有些人因为很快能进入到熟睡状态，也许 4 个小时就够了，有些人可能就必须睡够 8～9 个小时白天才有精力。可见每个人对睡眠的需要量存在着较大的个体差异。历史上长睡眠者有爱因斯坦，每天睡眠 10 小时；英国的一位极短暂睡眠者，每天睡眠 67 分钟。一般来说，睡眠的需要量取决于种族、环境、心理及疾病等因素。每天睡多少小时合适，关键是看你的睡眠是否能保证第二天机体疲劳恢复，精力充沛。

所以，具体每天睡多久，并没有一个标准值，只有一个参考值，要根据你身体状况来决定。

（彭　华）

二十三、良好的睡眠卫生习惯有哪些

失眠往往与不良的睡眠习惯有关，如把床当作工作和生活的场所、开灯睡觉等。不良的睡眠习惯会破坏正常的睡眠觉醒节律，形成对睡眠的错误概念，引起不必要的睡前兴奋，从而导致失眠。睡眠习惯不良既是引起失眠的原因，也常常是失眠患者为了改善失眠而采取的不适当行为的后果，从而形成恶性循环，使得一过性失眠或短期失眠演变为慢性失眠。临床实践证明，许多慢性失眠患者通过改善睡眠习惯，失眠的问题就能解决或缓解，并能够改善预后。因此，睡眠卫生教育应始终贯穿失眠治疗的整个过程。

通过对失眠患者的调查分析，发现大部分患者或多或少都存在不良的睡眠习惯，不良睡眠习惯导致睡眠模式的紊乱，引起失眠。应着重帮助患者认识不良睡眠习惯在失眠的发生与发展中的影响和地位，分析与寻找不良睡眠习惯产生的原因，并用科学依据进行纠正，建立良好的睡眠卫生习惯，失眠问题就能随之缓解，尤其是一过性或短暂性失眠的患者，可通过健康科学的睡眠卫生习惯改善睡眠。那么什么是科学的睡眠卫生习惯呢？良好的睡眠卫生习惯包括以下方面。

（1）定时休息，准时上床，准时起床。无论前晚何时入睡，次日都应准时起床。

（2）床铺应该舒适、干净、柔软度适中，卧室安静、光线与温度适当。

（3）床是用来睡眠的地方，不要在床上读书、看电视或收听收音机。

（4）每天规律的运动有助于睡眠，但不要在傍晚以后运动，尤其是在睡眠前2小时，否则反而会影响睡眠。

（5）不要在傍晚以后喝酒、咖啡、茶及抽烟。假如存在失眠，应避免在白天饮用含有咖啡因的饮料来提神。

（6）不要在睡前大吃大喝，但可在睡前喝一杯热牛奶及一些复合碳水化合物，能够帮助睡眠。

（7）如果上床20分钟后仍然睡不着，可起来做些单调无味的事情，等有睡意时再上床睡觉。

（8）睡不着时不要经常看时钟，也不要懊恼或有挫折感，应放松并确信自己最后一定能睡着。

（9）如果存在失眠，尽量不要午睡，如果实在想睡，可小睡 30 分钟。

（10）尽量不要每天连续使用安眠药，如有需要，应间断服用，原则上每星期不要超过 4 次。

以上这些看上去仅仅是些日常习惯，但是坚持去做，能够对睡眠产生促进作用。

（赵忠新）

二十四、梦的解析

古往今来，关于梦的定义可谓五花八门。《墨经》上说："梦，卧而以为然也。"梦是睡眠中知觉到的情景，做梦首先要睡觉，否则何以言梦。梦是睡眠中的不安稳状态；梦是人清醒状态精神活动的延续；梦是一种无意想象；梦是人对客观现实的反映，这就是我国古代思想家关于梦的四层涵义的阐述。20 世纪 60 年代以来，不同的研究者根据自己的不同理解，对梦的定义也是各种各样的。1962 年，福克斯等认为："梦就是睡眠中发生的任何伴有视觉、听觉或运动觉的影像。"伯杰等对梦的定义是："有多种感觉影像及感觉的发生，对当事人来说是怪异的或不真实的。"凡此种种，均对梦做了高度概括，又似乎都不完整。如何给梦下一个准确的定义，却很难一下子概括清楚。

现代医学认为梦的定义必须具有以下两个特点：必须是在睡眠中出现的一种复合体验；是一种经过组织后、能让人产生知觉的影像，这种影像会发生进展或变化。也就是说梦是一种自然产生的幻觉，而在睡眠中却被当作事实而接受的幻觉。这个观点被大部分科学家所接受。事实上，梦是发生在快波睡眠期的，所以每个夜晚梦都是间隔 90 分钟周期性地出现，而且是一种自发性的心像活动。如果把"自发性"和"周期性"这两个特点也加上，梦的定义就会更为完整了。

很多人认为做梦多了，睡眠质量就不好，认为一夜无梦才是最好的睡眠。如果在做梦时被惊醒，你会觉得像没有睡着一样。以前的安眠药，只让人睡觉却不会做梦，因此患者常抱怨好像都没有睡着，那么做梦到底有没有必要呢？在日常生活中我们常常发现如果连着几天一做梦就被吵醒，接下来，只要一睡着立刻就会做梦。

曾经有人做了一个有趣的试验：他采用脑电图记录的方法对两组人进行比较。第一组人的脑电图出现 REM 睡眠（快速眼动睡眠）时，就把受试者唤醒，过数分钟后再让他入睡；另外一组人在 NREM 睡眠（指比较深的睡眠）时唤醒，两组人唤醒的时间尽量一致，只是睡眠的时期不同。经过数夜以后，第一组人的快速眼动睡眠竟然越来越多，等到试验结束时，让其恢复以前的睡眠方式，快速眼动睡眠的次数要达到平时的 2 倍，而第二组人无论在唤醒期间还是在恢复正常睡眠后，其脑电图上梦的快速眼动睡眠都未出现变化。这说明，第一组人总是在做梦时的睡眠中被唤醒，缺了"梦"，所以快速眼动睡眠增多，在补"梦"。而第二组人是在不做梦的睡眠中被唤醒，他们没有缺"梦"（快速眼动睡眠），也不必要补"梦"。这个试验证实了做梦的必要性，而且每个夜晚做 4～6 个梦是必需的。

做梦，对脑功能的恢复有益，可以为大脑神经提供一种经常性有益的刺激，使中枢神经系统调整到一种准备状态，以应对千变万化的外部世界。做梦，又是对觉醒状态活动的模拟，可以防止大脑神经在夜间停止活动而丧失功能。做梦，还可以使大脑里的信息得到重新清理。而且做梦的时候，大脑细胞内的蛋白质合成加快。因此，做梦对于幼儿神经系统的发育成熟具有重要意义，例如形成新突触联系，促进记忆的发展，或许还是人格发展的基础之一。可见，梦既是大脑调节中心平衡各种身体功能的结果，也是大脑健康发育和维持正常思维的需要。倘若大脑调节中心受损，就形成不了梦。因此，科学家认为，睡眠时做梦多的人平均寿命相对来说要比梦少的人较长一些。

（彭　华）

二十五、粗暴的噩梦——睡眠中隐藏疾病线索

张先生是某知名大学的退休教授，桃李满天下，子女孝顺，家庭和睦，本该安享晚年，最近却因一种怪病愁眉不展。原来，白天儒雅的教授晚上入睡后变成了另一个人，粗鲁凶暴。他噩梦连连，常常梦见被野兽追击而大声呻吟、喊叫，梦见和别人打架而挥拳打伤了老伴……为此张教授夫妇俩越来越担忧，像这样老做粗暴的噩梦到底是不是病？该到什么科看病？如果不治疗会有什么后果？

其实，张先生患的是一种老年人常见的睡眠疾病，医学上称为快速眼动睡眠期行为障碍（RBD）。此病的主要特点是患者梦境内容变得惊险激烈，患者因为梦境而突然出现喊叫挣扎、挥拳或者蹬踢，甚至在发作中从床上跌落而受伤。家庭中如果有一个成员患病，床伴很可能在毫无防备的状态下受到伤害，家庭其他成员也常常因为患者的喊叫或者剧烈动作而惊醒，正可谓是"一人得病，全家不安"。

快速眼动睡眠期行为障碍在 50 岁以上的老年人多见，但也有年轻时就发病的案例；男性患病率高，占患病总数的 80％ 左右；患者常同时有嗅觉减退、色觉辨别力减退、大便秘结等症状。不少患者的同胞兄弟有类似病情。国外流行病学资料显示，该病的发生率为 0.5％，中国香港地区的发病率在 0.35％ 左右。按此计算，仅上海地区患病人数就 6.5 万～9.5 万。近几年，到复旦大学附属华山医院睡眠门诊就诊的快速眼动睡眠期行为障碍患者逐渐增多，但是与潜在的患者基数相比，就诊的患者仅占一小部分。

许多患者没有就医，原因是多方面的。其一，在疾病的早期，夜间发作比较稀疏，隔数周或者数月发生一次，患者和家人并没有引起重视。其二，患者担心被诊断为"精神病"，害怕上医院，羞于向亲朋提起，结果错过了早期治疗的机会。

其三，是随着居住条件改善，老年夫妻越来越多分卧室就寝，而有些老人随子女跨省市迁徙，夫妻长期"分居"，到医院就诊时因缺少发作时的见证者，病情描述偏差，耽误了疾病的诊断。有不少患者因此被诊断为"癫痫"，接受过抗癫痫药物的治疗。其四，快速眼动睡眠期行为障碍是一个新近才被发现的疾病，最早被命名是在 1986 年，距今仅 30 多年，与心血管疾病、糖尿病、脑卒中等名称相比，它是一个"新生事物"，还未被老百姓了解。

提出重视快速眼动睡眠期行为障碍不仅因为它影响了老年人的睡眠健康，更重要的原因是快速眼动睡眠期行为障碍的背后可能潜藏着严重的神经系统病变。医学资料显示，快速眼动睡眠期行为障碍患者比常人更容易罹患帕金森病、多系统萎缩和特定类型的痴呆。后述几种疾病有共同的病理机制，统称为突触核蛋白病性神经系统变性病。目前医学界尚无治愈或者逆转这些变性病的方法。未经治疗的快速眼动睡眠期行为障碍患者随访 5 年，约有 38％ 转变成变性病，随访至 12 年，可有高达 67％ 的患者出现不同程度的变性病表现。此外，快速眼动睡眠期行为障碍患者尸解报告中，发现了与帕金森病患者相似的神经结构病变。脑内多巴胺水平下降是帕金森病等神经系统变性病的疾病基础，通过单光子发射计算机断层扫描（SPECT）、正电子发射计算机断层扫描（PET）等神经显像技术可以观察脑内多巴胺的含量及变化。最近，医学权威杂志《柳叶刀——神经学》(Lancet Neurology)上有篇研究显示：快速眼动睡眠期行为障碍患者脑内多巴胺水平低于正常人。3 年以后复查，正常对照组随年龄增长，多巴胺水平下降 8％，快速眼动睡眠期行为障碍患者下降 20％。参加实验的 20 例快速眼动睡眠期行为障碍患者中，有 3 例转变成帕金森病，脑内多巴胺水平下降约为 30％。种种证据表明，快速眼动睡眠期行为障碍是神经系统变性病的早期阶段，梦中出现粗暴行为，是变性病的重要线索，不容忽视。

所幸的是，从快速眼动睡眠期行为障碍出现到变性病的发生有 5～10 年的时间，而快速眼动睡眠期行为障碍又是一种容易被药物控制的疾病，临床上常使用小剂量的氯硝西泮来治疗。随着神经保护剂的开发和应用，在快速眼动睡眠行为障碍阶段采用神经保护剂治疗成为攻克这一疾病的希望。

对于怎样判断是否患快速眼动睡眠期行为障碍，2012 年国际快速眼动睡眠期行为障碍研究小组使用这样一个简单问题来筛查："您是否感觉到或者被他人观察到，在做噩梦的时候出现和梦境相关联的喊叫和肢体动作？"如果有这种情况，您可能患有快速眼动睡眠行为障碍，应该尽早到睡眠门诊就诊，由专科医生做出诊断。临床上有多种情况可以产生假性快速眼动睡眠期行为障碍，如：服用某些心血管药物、抗抑郁药物、大量饮酒或者突然戒酒；存在睡眠相关呼吸障碍、发作性睡病等其他睡眠疾病;有些类型的癫痫也可以出现类似快速眼动睡眠期行为障碍的表现,等等。上海多家医院开设有睡眠专病门诊,可以进行多导睡眠监测,医生获得明确诊断以后,会为患者制定治疗方案。值得提醒的是:有快速眼动睡眠行为障碍症状并不代表一定患有快速眼动睡眠期行为障碍,盲目用药不仅无益,某些情况下甚至会加重病情。

睡眠健康是身心健康的重要方面。睡眠中有很多信息曾经是人们忽视的,而正是这些信息,为疾病的诊断提供了最早期的线索。当您或家人出现粗暴噩梦的时候,千万不要忽视了这个信号,及早就诊才能抓住治疗的最好时机,维护健康。

（于　欢）

—— 专家简介 ——

于　欢

于欢,复旦大学附属华山医院神经内科副主任医师,副教授,复旦大学睡眠障碍诊治中心。主要从事睡眠障碍与神经系统变性病相关性研究、变性病早期诊断及生物学标志物的探索。擅长快速眼动睡眠期行为障碍、成人及儿童中枢起源嗜睡症、失眠症、各类睡眠相关运动障碍性疾病的诊断和治疗。

二十六、常被误诊数年的发作性睡病

发作性睡病作为一类临床少见、以睡眠-觉醒障碍为主要特征的疾病，属于一种失能性疾病，影响患者学习与工作能力，尤其对儿童的影响更为严重，通常持续终身。对发作性睡病的研究取得重要进展是在 1998 年之后，随着下丘脑分泌素（Hcrt）、又称为食欲素被发现，本病的临床与基础研究受到极大推动。近年我国临床医师对发作性睡病的认识也不断深入。为了增加中国医师对发作性睡病的了解和规范其诊断与治疗，中华医学会神经病学分会睡眠障碍学组近期发表了《中国发作性睡病诊断与治疗指南》。由于中国汉族人群与其他种族之间存在基因学差异，该指南充分反映了近年国外的主要研究进展，特别是结合我国的研究成果，具体阐述了概念、诊断标准与治疗级别推荐等。

发作性睡病在中国的发病率为 3/10 万～4/10 万，亦存在南北和气候的差异。据国内报道发作性睡病存在性别差异，男性略多于女性，为 1.75：1。

与欧美国家报道发病年龄以青少年（10～15 岁）为主不同，我国发作性睡病的主要发病人群为 6～12 岁儿童，占患病人数的 70％～80％，各年龄阶段皆可受累。

发作性睡病在 2010 年发病率显著增多。我们回顾性分析上海长征医院睡眠障碍诊疗中心历年（2003～2014 年）的发病情况，发现 2010 年发病人数为其他年份的 3～4 倍之多，此后年发病人数呈逐年下降趋势。相关因素分析发现中国 2010 年发作性睡病井喷式爆发与 2009 年冬季甲型 H1N1 流感大流行密切相关。在北欧等国家同期报道的发作性睡病发病率也呈现显著上升的特点，其发病人数高达历年的 6～7 倍。国外分析认为，这些国家的发病率增加与流感疫苗中的免疫增强剂有关，与流感无显著相关性，但在我国的流感疫苗中并不含这些免疫增强剂。研究者认为不同种族的基因多态性导致发病率的不同和存在对诱发因素敏感性的差异。

对发作性睡病的突破性研究是 1998 年美国两个独立的研究小组同时发现一种由下丘脑外侧区合成和分泌的具有促进摄食作用的神经肽，分别命名为下丘脑分泌素和食欲素。此后，科学家迅速发现下丘脑分泌素的缺乏可以导致发作性睡病的症状。下丘脑分泌素神经元毁损或基因敲除动物具有与人发作性睡病患者相似的临床表型：觉醒期嗜睡和猝倒样发作。发作性睡病患者死后脑部解剖发现其下丘脑分泌素神经元大量丢失，尤其在猝倒型患者中，此类神经元丢失达 95％。通过放射免疫法，米尼奥（Mignot）等人发现发作性睡病伴猝倒者脑脊液中 Hcrt－1 显著下降，而大多数非猝倒发作者和所有原发性嗜睡患者脑脊液 Hcrt－1 无下降。

本病最突出的临床表现是白天不可遏制的睡眠发作，可以发生在任何情况下，包括吃饭、行走、开车时，患者会突然进入睡眠状态，入睡一段时间后（通常为数分钟至一小时）醒来可恢复精力。另一核心症状为猝倒发作，这是本病独有的特征性表现，大约有 3/4 的发作性睡病患者存在不同程度的猝倒发作。猝倒常表现为强烈情感刺激（如大笑）诱发的骨骼肌张力丧失。此外，本病患者夜间睡眠差，虽然能够很快入睡，但易醒、多梦、多动。这种夜间睡眠不安表现十分顽固，常常白天嗜睡和猝倒发作经药物治疗纠正后，夜间睡眠问题仍然存在。除了这些睡眠-觉醒问题外，患者还表现出发病后体重显著增加、情绪性格障碍，一些儿童患者出现青春期提前的症状。

发作性睡病为慢性病程，多数患者病情缓慢加重，最初表现为白天睡眠增多，大部分患者在半年内出现猝倒发作。由于本病起病隐匿，且临床医师对疾病的认识不足，患者从发病到确诊通常需要 2～3 年，甚至长达 10 年以上。

最早对发作性睡病的诊断主要基于临床表现：以是否伴有猝倒发作而分为猝倒型和非猝倒型。近年随着对发病机制研究的深入，尤其脑脊液 Hcrt－1 检测技术的普及，将发作性睡病分为 Hcrt－1 缺乏型和非缺乏型。睡眠障碍国际分类第 3 版（ICSD－3）现已将"脑脊液中 Hcrt－1 浓度≤110 皮克/毫升或＜正常参考值的 1/3"纳入发作性睡病 1 型的诊断标准。脑脊液 Hcrt－1 浓度的检测已成为诊断本病和判断预后极为重要的生化指标。然而，目前国内仅有极少数医疗机构能够进行此项检查。北京韩芳教授对中国北方发作性睡病人群进行脑脊液 Hcrt－1 水平检测，发现以 Hcrt－1≤110 纳克/升作为中国人群发作性睡病诊断标准，具有极好的敏感度和特异度。不可否认发作性睡病的病理分型非常重要，但存在以下问题：目前脑脊液 Hcrt－1 检测所用方法为放射免疫法，检测方法在国内没有普及；临床表现与病理分型之间存在失匹配现象，即约 10％猝倒型发作性睡病患者脑脊液 Hcrt－1 浓度并不下降，而约 1/4 的非猝倒型发作性睡病患者脑脊液 Hcrt－1 浓度降低。

目前在中国普遍应用于发作性睡病诊断的指标是多次小睡潜伏期试验（MSLT），该试验的敏感性较高，但特异性尚需进一步验证。部分睡眠不足综合征患者和睡眠呼吸暂停综合征患者亦可出现≥2 次睡眠始发的快速眼动睡眠现象。因此，在做出发作性睡病诊断前，需严格进行相关疾病的鉴别诊断。

对于发作性睡病的治疗，包括非药物治疗与药物治疗。其中非药物治疗指心理行为治疗，包括规律性日间小睡、各种睡眠卫生措施和社会支持等，对于缓解日间嗜睡和调节心理适应能力非常重要，是治疗本病不可缺少的方式手段。

尤其是规律性日间小睡（也称预防性小睡），通过提前在条件允许情况下安排小睡，如午休时间或学生课间休息时，睡眠10～30分钟，能够显著改善其后觉醒期的警觉水平，并有助于减少兴奋性药物和抗抑郁剂使用剂量。

目前批准用于治疗发作性睡病的药物，主要是针对其日间嗜睡和猝倒发作两大症状。由于这些药物均根据成人临床试验而取得治疗适应证，对儿童的用药不仅在中国，包括欧美国家，都是超适应证使用药物。药物治疗能够较好或部分改善症状，随意停药可能出现症状反弹，所以需长期用药。

发作性睡病作为一种原发性中枢神经系统的睡眠-觉醒障碍，与下丘脑分泌素神经元特异性丧失关系密切，其病程很可能持续终身。发作性睡病虽然对寿命无明显影响，但疾病贯穿求学期和性格成型期，对患者的影响十分严重。因此，尽早诊断与治疗疾病，及早帮助患者恢复日常生活和执行社会功能非常重要。

（吴惠涓）

二十七、打呼噜是睡得香吗

"打呼噜"是日常生活中非常多见的现象，老百姓常会认为打呼噜是"睡得香"的表现，事实却非如此。现代医学研究发现严重的打呼噜会对健康造成极大的损害。有些打呼噜的人并不知道自己打呼噜，而是听同室人诉说。这种情况可能属于"单纯性或良性打鼾"，会影响同卧室其他人的睡眠，但患者自己的睡眠质量一般不受影响。当打鼾伴有呼吸暂停时，患者夜间睡觉时鼾声震天、呼吸频率不均匀、时断时续，患者经常自觉憋醒，夜间睡眠质量受到严重影响。这是因为呼吸暂停会导致缺氧，引起夜间觉醒次数增多、睡眠结构破坏、睡眠效率下降。当打鼾者自己在睡觉中被憋醒，这就是"睡眠呼吸暂停综合征"的表现，具有病理意义，是警示患者去就医的信号。

严重打呼噜的人通常伴有另外一种致命的症状——白天嗜睡。患者在工作中或日常状态下经常不由自主地睡着，有时"秒睡"突然发生。很多交通事故的发生与驾驶员存在睡眠呼吸暂停综合征有关。这是因为患者夜间睡眠时反复出现呼吸暂停、低氧血症、微觉醒，导致白天出现不可控制的瞌睡。据统计，因为开车打瞌睡引发的交通事故占总交通事故的 25％，其中睡眠呼吸暂停综合征患者发生交通事故的概率是普通人群的 7 倍。目前许多西方国家已经将睡眠检测列为专业驾驶员的体检项目，不合格者暂时吊销驾驶执照。

睡眠呼吸暂停综合征的患者还具有以下临床特点：晨起头痛、口干、记忆力下降和性欲减退。此外，肥胖和睡眠呼吸暂停综合征关系极为密切，肥胖人群更容易发生睡眠呼吸暂停；而发生睡眠呼吸暂停后由于脂代谢异常，患者体重增加更会明显，所谓"喝水都会胖"的类型；同时伴有血脂、血糖的显著升高。

睡眠呼吸暂停综合征与心脑血管疾病密切相关，已成为高血压病和心脑血管疾病的第三大危险诱因。在睡眠呼吸暂停综合征患者中，高血压的患病率高达 48％，冠心病患病率是普通人的 3.4 倍。睡觉打鼾产生的夜间呼吸暂停，使大脑和血液长时间处于缺氧、低压状态，此时人体内神经系统的自我调节功能启动，以维持脑供血，长此以往就容易导致高血压和心脑血管疾病。

因此，打鼾的患者如果出现夜间呼吸不均匀、呼吸暂停、白天打瞌睡、口干、记忆力减退、明显的血压/血脂/血糖升高，应尽快到睡眠中心就诊。通过夜间的多导睡眠图检查可以确诊疾病，并评估其严重程度。

睡眠呼吸暂停综合征的处理方法很多，具体包括：改变生活习惯，如减重、体育锻炼、戒烟戒酒、体位治疗，这些方法对于轻中度的患者具有较好的效果；口腔和鼻咽腔后部病变(如鼻中隔偏曲、鼻息肉、腺样体肥大、舌根部肥大等)可以选择手术治疗，但有些情况治疗后会复发；对于中重度的患者，推荐睡眠时佩戴一个与呼吸机相连的鼻面罩，由呼吸机产生的强制气流可以保持患者的呼吸道通畅状态，缓解呼吸暂停事件和低氧血症。

睡眠呼吸暂停综合征的治疗应遵循个体化治疗方案，对于存在明显记忆力减退、白天嗜睡、疲劳、血糖和血压控制不良的患者，即便是轻中度的睡眠呼吸暂停，也应建议呼吸机辅助通气治疗。对于有可能通过长期减重锻炼而获益的患者，为迅速解决睡眠呼吸暂停的发生，也可以在诊断后立即使用呼吸机，同时减重锻炼，争取尽早摘掉呼吸机。应注意，醉酒和服用安眠药会加重睡眠呼吸暂停，甚至会有意外发生。

（吴惠涓　赵忠新）

二十八、中小学生如何克服春困

　　春眠不觉晓，处处闻啼鸟。意为春天不知不觉来了，但春天也是人们睡不够的季节。天气是渐渐转暖，人到了春天却容易犯困，容易头昏脑涨，容易疲劳，提不起精神，特别是小朋友更容易春困。

　　春困并不是生病，而是一种正常的生理现象。因为在冬季，人体为了抵御寒冷，体表的末梢血管处于收缩状态，以减少散热。由于体表血管的收缩，脏器的血流量就增加了，脑组织的氧供应相应地增多，这就是冷天人们大多精神饱满的原因。但时间一长，脑组织对于这种供氧充足的状态就产生了依赖性。春季气温回升较快，人体需要散热，体表的末梢血管开始舒张，流往体表的血量增多，而流往脏器和大脑的血量则相应减少，脑组织对氧供应充足状态的依赖性不能很快随之解除。同时，春季人体代谢增强，耗氧量增大，脑组织的供氧量就显得不足，于是就产生了困倦欲睡的现象，以此来代偿供氧的不足。

　　一般春困的持续时间不会很长，在早春比较多见，当人体慢慢适应升高的气温后，就不会再觉得困乏了。

　　以下方法可以减少学生出现春困。

　　生活要有规律，不要熬通宵，睡觉时间不宜时早时晚。不要随意延长睡眠时间。睡眠的作用是恢复体力和脑力，在正常睡眠的情况下肌肉和关节处于松弛状态，有利于肌肉组织恢复运动状态；在正常睡眠的情况下大脑的神经细胞通过对记忆和知识的整理而恢复脑力。睡眠时间过长的人，睡眠中枢长期处于亢奋状态，而其他神经中枢由于受到抑制时间太长，恢复活动的功能就会变得相对缓慢，因而会感到懒惰、终日昏昏沉沉、浑身软弱无力、无精打采，甚至智力下降。对于学生来说，需要9～10小时睡眠。睡眠时间多少最健康需要依据自身的情况来确定，最佳的睡眠时间应该以第二天精力充沛、自身不会感到身体疲乏的睡眠时长为宜。

　　学生在学校里出现春困时，可走出教室到操场上呼吸一下新鲜空气。也可以做一次眼保健操，这是一举两得的好方法。

（朱国行）

二十九、"头悬梁，锥刺股"是正确做法吗

儿童正在长身体的时候，睡眠时间要适当，既不能过多睡懒觉，又不能缺觉太多，两者都是有碍儿童健康的。特别是学龄儿童如果睡眠时间过少，会严重影响成长发育。

儿童最常见的睡眠障碍有梦游、夜惊、梦呓、梦魇、打鼾、频繁夜醒、睡眠不安、入睡困难等。睡眠障碍会直接降低睡眠质量，进而影响儿童的生长发育。由于儿童体格生长所需要的生长激素只有在睡眠状态下才能达到最高分泌水平，因此睡眠不好会造成孩子记忆力减弱，影响儿童认知功能，引起疲倦、注意力不集中、易激惹、易冲动等症状，甚至会影响孩子的免疫功能。造成儿童睡眠障碍的主要原因有：一是呼吸系统疾病，儿童常有鼻塞、感冒、扁桃体或腺样体肥大等表现，导致呼吸浅、快甚至发生窒息，从而造成睡眠碎片化；二是不良生活习惯，儿童经常饮用咖啡等刺激性饮料、睡前看电视、打游戏过久都会引起睡前过度兴奋，难以入睡；三是睡眠启动阶段存在不良习惯，部分儿童入睡前需要双亲的拥抱、抚摸以及玩具、枕头和音乐等的帮助，如不能满足要求，则表现出入睡困难、兴奋甚至哭闹；四是双亲的情绪状态，母亲孕期情绪低落、父亲焦虑或抑郁，都会导致儿童睡眠障碍的危险性增加。

中国有很多刻苦成材的例子，影响最大的恐怕就是"头悬梁，锥刺股"了。这个故事说的是战国时，有一个叫苏秦的人发奋学习的事情。他采用的办法就是把自己的头发吊在房梁上，人困了打瞌睡，头一动，就会被拽醒。可这个办法后来不管用了，实在是太困了，那怎么办呢？在困的时候用一个锥子扎自己的大腿。这个办法实在是有点血腥，现在的人是不用了，但这个办法的精神实质却被保留了下来，而且还得到了很多人的认同呢。比如现在很多学校的孩子，由于老师和家长为了提高学习成绩，不断延长学习时间，每天的睡眠时间仅 6 个小时左右。或许这就是另一种情况下的"头悬梁，锥刺股"。久而久之，学习成绩不但不能提高，孩子的智力和身体的发育及健康都受到了严重影响。

（彭　华）

三十、老年人为何爱晒太阳、爱打盹

人们常说人越老、觉越少，可在公园的长椅上你会经常看见晒着温暖的太阳打盹的老人家。老年人比年轻人更爱睡午觉，主要的原因还是老年人夜间的睡眠质量下降。

人到老年以后，由于大脑皮层的功能不如中青年人活跃，新陈代谢减慢，而且体力活动也大为减少，这也和老年人睡眠-觉醒节律改变（睡眠时相提前、周期性节律幅度变小）有关。因此，老年人所需的睡眠时间也随之减少。俗话说"前三十年睡不醒，后三十年睡不着"，一般老年人一个晚上睡 5～6 小时就足够了。老年人夜晚不易入睡，半夜容易醒来，睡眠时间相对短了些，可以通过白天午休和打瞌睡来缓解睡眠不足带来的疲劳。

我们都有这样的生活经验，那就是很少听到小孩子说睡不着，而常常听到老人睡不着、早醒了。这是什么原因呢？实际上是因为控制睡眠的褪黑激素的合成与年龄有关。一般在刚出生的婴儿体内能检出很少量的褪黑激素，直到 3 月龄时分泌量才增加，并呈现较明显的昼夜节律现象。幼儿的分泌量最高，青春期分泌量略有下降，以后随着年龄增大而逐渐下降，到老年时因昼夜节律渐趋平缓而分泌渐趋停止。所以老年人更容易出现睡眠障碍。

老年人白天喜欢晒太阳，因为我们的体内有一个系统由光亮和黑暗来控制褪黑激素含量。当我们处于黑暗时，就分泌褪黑激素，所以它也被称为吸血鬼激素。褪黑激素的功能是让我们睡觉并且在睡觉时恢复身体精力。如果褪黑激素含量太高，就会感到困倦，精力不足。

当人身处黑暗之时，褪黑激素开始分泌。一旦眼睛接触不到阳光，褪黑激素含量就开始升高。褪黑激素含量和白天接触阳光的水平密切相关。想想在进化的大部分时间里，我们总是在户外，仿佛是天意如此。

（彭　华）

三十一、儿童的睡眠问题

当今社会,胖孩子越来越多,是什么原因让孩子变成小胖子？除了不好的饮食习惯,如垃圾食品吃得过多,另外一个重要的原因,也是家长和老师最容易忽略的,就是觉睡得太少了。睡得少会让儿童长胖,很多人感觉难以置信。其实,睡眠不足会对儿童新陈代谢、活动与饮食习惯产生负面影响,导致儿童更易变胖。密歇根大学人类成长与发展研究中心在对 785 名 9 岁至 12 岁儿童睡眠习惯和其他数据进行分析后发现,每天睡觉时间少于 9 小时的儿童比睡眠时间更长的同年龄段儿童更可能变胖。休息充分的儿童可能更有精力,更喜欢到室外玩耍,而不是躺在床上看电视。而疲倦的儿童情绪暴躁时,更容易找东西吃。充足睡眠有利于体内调节脂肪储存、食欲和葡萄糖代谢的激素分泌;睡眠不足会改变体内碳水化合物代谢,使体重受到影响。建议小学生每天睡眠时间应为 10～12 小时。

特别提醒

儿童睡眠的最佳入睡时刻应在晚上 9 点到 10 点之间,睡眠时间点应该是规则和固定的,应将变动限定在最小的范围内;青少年最佳的睡眠时间应为 9 小时45 分钟。

睡觉前的一段时间应是安静、平和的,刺激的电视应绝对避免。对于夜惊的儿童,也不要让其睡在父母的房间,可以让他们在睡觉前洗个热水澡,喝杯牛奶有助于睡眠。

（彭　华）

三十二、"不宁腿"是否扰乱了您的睡眠

不宁腿综合征是一种很常见的感觉运动障碍，主要临床表现为夜间安静状态下，双下肢出现极度的不适感，迫使患者不停地移动下肢或下地行走，严重影响入睡，是引起失眠的重要原因之一。

由于夜间睡眠质量受到严重影响，患者日间疲惫困倦，工作能力下降，注意力集中困难，记忆力下降。

不宁腿综合征是一种慢性疾病，病程常可以追溯到十数年以上，常常被忽视或者误诊。虽然对于生命没有直接危害，但是使患者的生活质量下降。部分症状严重的患者甚至会产生自杀的念头。

目前认为不宁腿综合征是中枢神经系统疾病，具体病因尚未完全阐明。目前研究认为，铁代谢异常及多巴胺系统异常在不宁腿综合征发病机制中扮演重要角色。

按照病因分类，不宁腿综合征可以分为原发性和继发性两大类。

原发性不宁腿综合征患者往往有家族史。45 岁前起病的患者及其亲属患病危险性是正常人的 6.7 倍，而 45 岁以后起病者这一风险降为正常人的 2.9 倍。约有 50％的原发性患者有阳性家族史，遗传方式为常染色体显性遗传。

继发性不宁腿综合征可见于缺铁性贫血、孕妇或产妇、肾脏疾病晚期、胃大部切除术后、风湿性疾病、糖尿病、帕金森病、Ⅱ型遗传性运动感觉神经病、Ⅰ/Ⅱ型脊髓小脑性共济失调及多发性硬化等多种疾病的患者。

我国普通人群不宁腿综合征患病率估计在 0.7％～7％。该病主要见于中老年人，但儿童和年轻患者也不少见，尤其是有家族史的病例。女性较男性发病率高。虽然不宁腿综合征是一种常见疾病，但是长期以来没有受到应有的重视，常常被患者本人或者医生忽视。据统计，仅 32％～81％的患者会到医疗机构寻求治疗，其中仅有 6％的患者能得到正确诊断。

不宁腿综合征的主要临床表现是发生于下肢的一种自发的、难以忍受的异常感觉。好发部位是小腿部膝和踝之间，位置模糊，部分患者大腿或上肢也可以出现症状。患者常描述在肌肉深部和骨头中间不适，症状通常为对称性。常见的表述包括：下肢深部有蚂蚁爬或虫咬感、瘙痒感、疼痛、刺痛、烧灼感、撕裂感、

蠕动感，等等。有时患者表述"难以用语言形容"，患者为此会有一种急迫地想要运动的感觉。久坐或长时间开车也会出现症状，使受累者不愿坐飞机长途旅行，不愿进入剧院长时间静坐。

夜间卧床时症状变得强烈并且在半夜前后达到高峰，患者被迫踢腿、活动关节或者按摩腿部。患者通常描述"没有一个舒适的地方可以放好双腿"，严重者要起床不停地走动、拉伸或者敲打腿部方可得到缓解。80％的不宁腿综合征患者伴发有睡眠中周期性肢体动作——主要出现于非快速眼动睡眠期的足部刻板反复屈曲，可引起患者频繁的醒转。患者因此感觉睡眠断断续续，清晨起床体力没有得到恢复，疲惫不堪。

不宁腿综合征的诊断主要依靠临床，根据国际睡眠疾病分类标准，如果出现下列四个现象则提示患有不宁腿综合征。

（1）出现想要活动腿部的欲望，通常伴随腿部的不适感或者由腿部的不适症状引起。

（2）这种活动欲望和腿部不适的感觉通常由静止状态引起或者加重（如坐位，或者卧位）。

（3）腿部活动欲望或者不适感觉可以通过活动如行走和拉伸肢体而得到部分或者完全的缓解，并在活动过程中维持缓解。

（4）上述腿部不适的症状夜间加重或者仅出现于夜间。

必要时可以借助多导睡眠监测（PSG）及下肢制动试验（SIT）加以确诊。

为排除继发性不宁腿综合征，需要进行下列检查：血常规、肝肾功能、血清铁蛋白、血清转铁蛋白、血糖、糖化血红蛋白等。出现其他神经系统症状的患者需行头颅磁共振和/或肌电图检查。

（于　欢）

三十三、与"不宁腿"和平共处

　　不宁腿综合征是一种可以治疗的疾病。首先应该注意睡眠卫生及规律作息；其次为药物治疗。对原发性不宁腿综合征患者，首选多巴胺能药物，如复方多巴胺制剂或多巴胺受体激动剂如普拉克索等。其他如加巴喷丁、卡马西平、氯硝安定等药物对部分患者有一定疗效。对严重的难治性患者，可以用阿片类药物如可待因、美沙酮等。对继发性不宁腿综合征患者，首先是要治疗原发疾病，随着病因的消除，患者症状可能也会随之消失。

　　生活调节是不宁腿综合征治疗中的重要环节。患者日常生活中主要应当注意：养成良好、规律的睡眠、作息习惯；睡前洗热水浴；白天适度运动，避免过度体力运动或白天过度睡眠；少用咖啡及含咖啡因的饮料，戒烟，少饮酒；避免服用可能导致病情恶化的药物，如抗组胺药物、止吐药（如甲氧氯普胺）、多巴胺受体阻滞剂（氯吡嗪、抗精神病药物等）、抗抑郁药、感冒药（如酚麻美敏）等。

　　不宁腿综合征患者服药应当充分考虑症状的出现频率和时间，根据症状预计出现的时间适当提前给药。由于绝大多数多巴胺受体激动剂起效缓慢，因此必须在症状出现至少 1 小时前服用。

　　不宁腿综合征患者的治疗时间需根据患者的发作情况决定：如间歇性不宁腿综合征患者，可在预期发作之前临时服用药物；如频发（每天都发作）不宁腿综合征患者，需要每天用药。继发性不宁腿综合征患者症状可通过原发疾病的治疗而消失，如尿毒症患者的肾移植、缺铁性贫血患者的铁剂治疗、叶酸缺乏患者的叶酸补充等。

（吴云成）

—— 专家简介 ——

吴云成

　　吴云成，主任医师，教授，博士生导师，上海交通大学附属第一人民医院神经内科主任。擅长脑血管病、老年性痴呆及记忆障碍、帕金森病和运动障碍、不宁腿综合征和睡眠障碍疾病的临床诊治。

头|痛|与|神|经|痛|等

三十四、春季话头痛

头痛为临床常见病症，可单独存在，也可因各种疾病引起。医学发现，春季早晨天亮早，日照时间延长，人脑中的松果体根据光亮分泌激素，人常早早醒来而减少睡眠时间，发生头痛。这是季节变化引起的头痛。

春季气温上升，但气候不稳定，温差变化较大，忽冷忽热，增加病原微生物易感性。此时，如果人体抵抗力差，尤其是老年人和儿童，不能适应变化或不注意随时增减衣服，就容易受凉感冒，甚至出现呼吸道、眼结膜炎、泌尿道等感染性疾病，继发头痛发生。高血压患者的血压往往随着气温升高而急剧上升，而血压升高的主要症状之一就是头痛。

对年轻人来说，社会工作繁忙、升职压力大、生活节奏快、有氧运动不足、饮食不节制、睡眠不规律、精神高度紧张、外界多种刺激，是头痛发病率和患病率较高的人群。春季节假日集中，如未合理安排，节假日中熬夜、暴饮暴食、过度疲劳、睡眠不足也是青年人春季头痛好发原因之一。

中医认为，头为诸阳之会、清阳之府，五脏六腑之精血皆会聚于头。"伤于风者，上先受之"，故头痛产生的原因多与风有关。故春季多风，乍暖还寒，昼夜温差大，防风御寒为首。中医养生强调天人合一，认为人体养生应顺应自然，便有四时养生之道，"春气通于肝"，护肝调神，心情好、睡眠好、舒展肢体至关重要。俗话说药疗不如食疗，春季饮食少酸增甘，"健脾扶阳"不可少，根据个人喜好适当食用红萝卜、白萝卜、白菜、芹菜、韭菜、花菜等黄绿色蔬菜，管住嘴、迈开腿、畅情志、懂知足。

头痛的防治应减少可能引发头痛的一切病因，包括避免头、颈部的软组织损伤、感染，避免接触及摄入刺激性食物，避免情绪波动等，同时还应及时诊断及治疗继发头痛的原发性疾病，并在医生指导下用药。

民间所说的"用热毛巾敷头可以缓解头痛"对寒冷所致血管痉挛后诱发的头痛有效，但可能会加重血管扩张引起的头痛。感冒患者保证休息与睡眠有助于改善头痛。

预防头痛的发作，首先消除或减少头痛的诱发因素，日常生活中应避免强光线的直接刺激，如避免直视汽车玻璃的反光，避免从较暗的室内向光线明亮的室外眺望，避免对视光线强烈的霓虹灯，避免情绪紧张，少饮酒，合理选择用药。

此外，有些人一头痛就服用止痛药，直至不再头痛。这种方法会造成怎样的危害？止痛药虽可暂时缓解部分头痛患者的症状，但头痛病因繁多，神经痛、颅内感染、颅内占位病变、脑血管疾病、头面部疾病，以及全身疾病如急性感染、中毒等疾病也可继发头痛，此时止痛药可能会掩盖甚至加重原发病，导致不良后果。因此，急性头痛、持续头痛、慢性头痛等头痛患者应及时到医院就诊，查找病因，针对病因治疗，绝不能依赖止痛药，以免延误病情。

俗话说"一年之计在于春"，春季阳气生发，大地回春，万象更新，生机盎然。然百草回生，万病也易复发。无论何年龄段的人，在春季都要做好养生保健，为自己打好一年的健康基础。

（詹　青）

—— 专家简介 ——

詹　青

詹青，主任医师，硕士研究生导师。上海中医药大学附属第七人民医院神经内科主任，兼神经康复科主任。擅长急性脑血管病救治与早期康复，神经重症监护与救治，神经系统疾病中西医结合诊治。

三十五、偏头痛患者莫滥服止痛药

35 岁的小张患偏头痛后，一直都是自己买点止痛药吃，从未去医院接受正规治疗。刚开始时，服止痛药效果还可以，渐渐地需要加大止痛药的剂量才能缓解头痛。小张心想：难道止痛药无效？止痛药产生了耐药性或不良反应？无奈，小张来到医院就诊，医生检查后告诉她，服止痛药后效果不佳的主要原因是服药时间不对，并非止痛药无效，而擅自加大止痛药剂量，可能会引起严重不良反应，甚至使头痛加剧。

偏头痛是一种血管性头痛。偏头痛发作时，许多患者会服用止痛药，但往往效果不尽如人意。其实，头痛早期服药才能达到最好的效果。根据临床症状，将偏头痛分为 4 期。

（1）前驱症状：在偏头痛发作前一天或数天，有些患者会出现怕光、怕吵、情绪不稳定、困倦等现象。

（2）先兆症状：主要是视觉症状，如眼前闪光、冒金星、水波纹、城垛形、视野缺损等，持续 20～30 分钟。有少许患者只有先兆而不头痛，也有的没有先兆症状。

（3）头痛症状：在先兆症状消失后出现剧烈头痛，位于一侧，呈搏动感、烧灼感，有时会逐渐蔓延及全头部，有时仅局限于一侧，伴恶心、呕吐、畏光、畏声、持续 4～72 小时。患者愿意在黑屋子内休息，如能睡一觉大多能缓解。

（4）后遗症状：发作中止后，患者感到疲劳、无力、食欲差，但 1～2 天后就好转。

偏头痛在先兆期是血管扩张，头痛期是血管收缩，而有些止痛药只能在先兆期服用。例如，麦角胺咖啡因每片含麦角胺 1 毫克、咖啡因 100 毫克。麦角衍化物也可与肾上腺素受体结合，是强力血管收缩剂。显然，麦角胺咖啡因必须在偏头痛先兆期服用；处于血管收缩期的偏头痛，服麦角胺咖啡因会加重血管功能障碍，加重头痛。

偏头痛发作时，不能滥用止痛药，更不能过量服用止痛药。过量服用止痛药，有时反而会引起头痛，还会造成对止痛药的敏感性下降，久而久之，引起对止痛药的依赖和成瘾，造成"不吃药就头痛"的结局。我曾治疗过一位患者，她每天需服用15片止痛药才能止痛，不吃就头痛，这就是典型的止痛药依赖和成瘾，治疗它比治疗偏头痛更困难。

偏头痛是常见疾病，其病因还不十分明确，可能与劳累、失眠、情绪紧张及月经期等有关。因此，偏头痛患者应尽量寻找和避免诱发因素，同时在医生指导下接受正规治疗，避免止痛药不良反应发生。

偏头痛药物治疗种类通常有以下几类。

（1）止痛药如酚咖片、去痛片、索米痛、复方对乙酰氨基酚片、优散痛、凯扶兰等，这类普通的止痛药对有些患者效果不错。

（2）镇静药如苯二氮卓类，可促使患者镇静、入睡，醒转后偏头痛已消失。

（3）麻醉品类如哌替啶、布桂嗪、二氢埃托啡、可待因等，立刻止痛效果好，但久服易成瘾，一般不用。

（4）麦角类药物国内最常用的是麦角胺咖啡因，在先兆期时服用，可以控制剧痛发作。麦角胺咖啡因的副作用有恶心、呕吐、周围血管收缩等，经常大量服用，可引起高血压和肢体缺血性坏死。

（5）曲普坦类药物服药后，半小时内可缓解偏头痛。曲普坦类药物的不良反应为恶心、呕吐、心悸、烦躁、焦虑等，可能与作用在5-羟色胺受体有关。

（朱国行）

三十六、三叉神经痛易误治，别当做牙痛去拔牙

用"天下第一痛"来形容三叉神经痛，可谓名副其实。三叉神经痛是指在颜面部三叉神经分布区域内出现的阵发性剧烈疼痛，40～50 岁以后容易发生。三叉神经分三个分叉，第一支为眼支，支配眼裂以上的额头部位；第二支为上额支，支配上牙槽和嘴巴以上、眼睛以下的脸部；第三支为下额支，支配下牙槽和嘴以下的脸部。最容易和牙痛混淆的是三叉神经第二、三支的疼痛，但是只要了解三叉神经痛的特点，鉴别就非常容易。

原发性三叉神经痛的主要病因是血管（相当于可以导电的异物）压迫三叉神经根部（相当于电缆线），压坏了神经轴突的鞘膜（相当于电缆线铜丝外面的绝缘层），使传递感觉的电冲动发生短路（电缆线短路产生电火花），导致三叉神经在它的支配区域出现剧烈疼痛的感觉。

临床主要表现有下列特征：

（1）中老年，即 40～50 岁以后开始发病。人体内的神经就像长期在户外的电缆线，风吹日晒，电线的绝缘层逐渐出现老化，容易发生短路。所以，临床上把 30 岁以前发病的三叉神经痛，往往归纳为不典型的病例。

（2）疼痛部位局限于颜面部三叉神经分布区域内（平常我们洗脸的部位），以鼻子中线为界，只限于一侧发作，沿三叉神经某分支分布区放射。可以是一、二、三支单独疼痛，也可以相邻两支，甚至三支都发作。

（3）疼痛性质为锐性剧痛，有如电击样、刀割样、撕裂样，患者往往痛不欲生。与牙痛、常见的肚子痛有明显的区别，那种痛叫钝痛，而且疼痛位置不很精确。而手指受针刺、刀割等损伤后的锐痛定位非常精确。

（4）发作类型为突然发作，历时几秒到几分钟，发作过了就好。可以无诱因，也有的人有明确的扳机点：当刷牙、进食、喝水、讲话时，或触碰面颊、上下唇、鼻翼等部位时，引起疼痛暴发，这一点也称为触发点。

有了上述典型的四点临床表现，基本可以考虑为三叉神经痛。接下来，医生就会吩咐有这种症状的患者去做一个三叉神经磁共振，用特殊的磁共振序列显示。同时，医生还会建议患者口服一种叫卡马西平的药片，如果疼痛明显缓解，

再加上临床发作典型，三叉神经磁共振上显示血管和神经发生接触或者挤压，那么三叉神经痛的诊断就基本成立了。

但是事实上，上述情况的患者可能只占到一半多一点，还有许多患者的发作并不典型，或者早期是典型的，后来因为用药、针灸、局部手术等原因，临床症状变得很不典型，再加上现在即使最先进的磁共振机器加上最好的扫描方法，也无法完全肯定血管对神经产生压迫，还需要专业的医生去甄别。

那么具体又有哪些疾病需要来鉴别的呢？

（1）三叉神经痛最常误诊为牙痛，往往将健康牙齿拔除，甚至拔除全部牙齿仍无效，方引起注意。牙病引起的疼痛为持续性疼痛，多局限于齿龈部，局部有龋齿或其他病变，X线及牙科检查可以确诊。

（2）副鼻窦炎，如额窦炎、上颌窦炎等，为局限性持续性痛，可有发热、鼻塞、脓涕及局部压痛等。

（3）青光眼，单侧青光眼急性发作误诊为三叉神经第一支痛，青光眼为持续性痛，不放射，可有呕吐，伴有球结合膜充血、前房变浅及眼压增高等。

（4）颞颌关节炎，疼痛局限于颞颌关节腔，呈持续性，关节部位有压痛，关节运动障碍，疼痛与下颌动作关系密切。

（5）偏头痛，疼痛部位超出三叉神经范围，常痛到有头发的地方，发作前多有视觉先兆，如视力模糊、暗点等，可伴呕吐。疼痛为持续性，时间长，往往半日至2日。

（6）面部神经痛多见于青年人，疼痛超出三叉神经范围，可延及耳后、头顶、枕颈，甚至肩部等。疼痛持续性，可达数小时，与动作无关，不怕触摸，可为双侧性疼痛，夜间可加重。

（7）舌咽神经痛易于三叉神经第三支痛相混，关键是疼痛的部位不同，为软腭、扁桃体、咽舌壁、舌根及外耳道等处。疼痛由吞咽动作诱发，疼痛性质和三叉神经痛相似，用1％可卡因等喷到口咽区后疼痛可消失。

（尹　嘉）

—— 专家简介 ——

尹　嘉

尹嘉，同济大学附属第十人民医院神经外科主任医师，医学博士，硕士生导师。专业特长：显微神经外科微创治疗各种颅内肿瘤、脊柱脊髓病变，三叉神经痛和面肌痉挛的微血管减压手术。

三十七、三叉神经痛有哪些治疗方法

当患者诊断为三叉神经痛后，治疗上有哪些办法呢？最好的办法是什么？各种治疗方法的优缺点是什么？下面根据鱼骨图给大家讲讲治疗三叉神经痛的方法与流程。

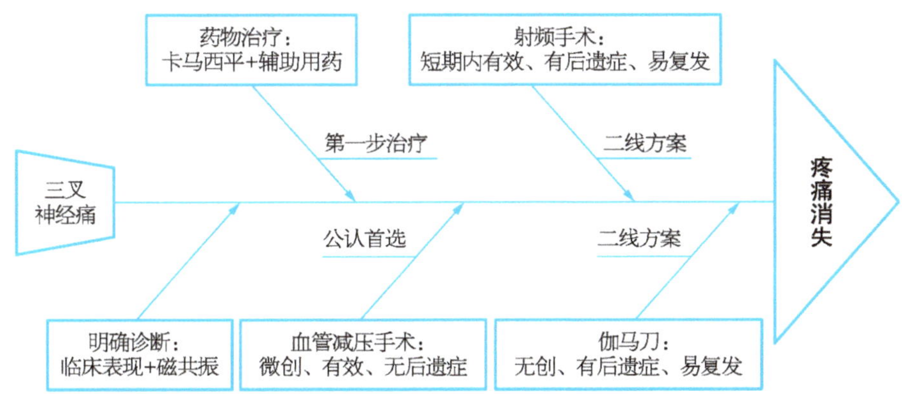

药物治疗，主要适用于刚刚开始发病的患者或者疼痛发作不严重的患者。现在临床上最常用的特效药物叫卡马西平，最初剂量从 100 毫克，1 日 2 次口服开始，最多可以吃到 1 200 毫克/日。但往往没有到这么大剂量就不良反应太大或是效果变差，这种情况就不适合药物治疗，而要寻求其他治疗方法。其他药物如苯妥英钠、加巴喷丁、普瑞巴林或曲马多等，但这些大多是中枢镇痛药物，相对效果不是很好，只作为辅助用药来选择。卡马西平治疗有效还有一项重大使命，它同时还是诊断三叉神经痛的一个重要条件。

如果药物治疗效果不好，或者药物的不良反应太大，患者不能耐受或不愿意服药治疗的情况下，就要考虑手术治疗。目前常用的方法有如下几种：

显微血管减压术是根本性治疗、去除三叉神经痛病因的治疗方法，是目前公认的首选治疗方法，相对其他方案来说，它效果最好、并发症最少、复发率最低和后遗症最小。显微血管减压术需要全麻，医生通过耳后约 4 厘米的手术切口，在颅骨上钻一个小洞，应用微创技术里的锁孔原理，最短路径到达桥小脑角，把压迫三叉神经的罪魁祸首——责任血管从三叉神经上面分离开，垫上一层绝缘的棉花样物质，达到解除压迫的作用，术后疼痛发作就能立刻停止。这种手术方式不仅可以做减压手术，还可以做三叉神经感觉根部分切断术、三叉神经感觉根梳理术等来提高手术效果，总有效率可以达到 90％以上。但是，毕竟是全麻颅内手术，有一定的颅内出血等手术风险，现在经验丰富的医生和医院已经能够把这种风险降低到最小了。

伽马刀、射频温控热凝术、球囊压迫术、无水甘油阻滞术等手术通过不同的手段，毁损三叉神经半月节或三叉神经入脑干处，使神经组织发生变性坏死、不能传导痛觉来达到治疗目的。伽马刀可以说是没有直接创伤，只是将放射性核素钴衰变释放出的高能伽马射线通过 201 个小孔射出，聚焦产生能量，对半月节内的神经细胞和神经纤维进行放射性毁损；射频温控热凝术是经过面部穿刺，把射频针通过卵圆孔穿刺到三叉神经半月节，再接上射频仪加热，对半月节内的神经细胞和神经纤维进行热毁损；三叉神经半月节球囊压迫术同样通过经面部穿刺，把可以扩展的乳胶球囊通过卵圆孔穿刺到三叉神经半月节内，机械压迫造成半月节损伤；而无水甘油阻滞术是通过化学方法毁损，它们的基本原理都相似。上述方法可以在清醒状态下或短暂静脉麻醉下实施，对不能耐受全身麻醉或手术的三叉神经痛患者，尤其是大于 80 岁的老年患者、不适合做显微血管减压术或其他治疗手段复发的三叉神经痛患者是有效的治疗手段之一，复发后可重复治疗。

（尹　嘉）

三十八、什么是肩-手综合征

肩-手综合征(SHS)又称反射性交感神经营养不良综合征,是指以肩部疼痛及肩关节活动障碍,伴有同侧手痛与肿胀为特征,有时出现手指挛缩的一组综合征,是脑卒中后偏瘫患者的常见并发症。如不予适当治疗,将导致肩和手、指的永久性畸形。

目前认为无论病因为何,均影响自主神经,造成末梢神经血管障碍。临床表现在不同时期有下列特征:

第Ⅰ期(早期):患手骤然出现肿胀,水肿以手背明显,皮肤皱纹消失,水肿处柔软膨隆,向近端止于腕关节。手的颜色发生变化,呈粉红或淡紫色,尤其是患臂垂于体侧时更明显,手温热,有时呈潮湿状,指甲较健侧白或无光泽。关节活动度受限:手被动旋后受限,并常感腕部疼痛;腕背伸受限,当被动增加背伸活动度时及做手负重活动时均可出现疼痛;掌指关节屈曲明显受限,看不见骨性隆凸;手指外展严重受阻,双手越来越难以交握到一起;近端指间关节强直肿大,只能微屈,也不能完全伸直,若被动屈曲,则出现疼痛;远端指间关节伸直位,不能或只能微屈,若被动屈曲,则出现疼痛并受限。

第Ⅱ期(后期):若早期没有进行正确的治疗,症状会越来越明显,疼痛加重,直至不能忍受任何对手和手指的压力。X线检查可出现骨质的变化。在背侧腕骨连接区的中部,出现明显坚硬的隆凸。

第Ⅲ期(末期或后遗症期):未治疗的手变成固定的典型畸形,水肿和疼痛可完全消失,但关节活动度永久丧失。

治疗方法包括口服药物止痛,常用药物有皮质类固醇激素、非甾体类消炎药、三环类抗抑郁药等。此外,亦可行星状神经节阻滞治疗和高位胸交感神经切断术,以及物理治疗,如冷热水浴、旋涡浴、蜡疗、按摩、经皮神经电刺激(TENS)、生物反馈、针灸等。

(靳 峥)

—— 专家简介 ——

靳 峥

靳峥,副主任医师,神经病学硕士,硕士研究生导师,复旦大学附属上海市第五人民医院神经内科行政副主任。擅长脑血管病、头痛、睡眠障碍的诊治。

三十九、孩子为什么会智力发育迟缓

有些家长焦虑，为什么同龄的孩子都会说话了，我家宝宝还不能说话呢？为什么经常发现孩子注意力不集中，对周围事物反应差呢？这会不会是发育迟缓呢？

儿童智力发育迟缓是指儿童在生长发育过程中出现速度放慢或是顺序异常等现象。作为家长，当孩子出现张口、伸舌、流涎，经常出现无意识的表情动作，双眼无神，语言明显落后于同龄儿等情况时，需要警惕是否患有智力发育迟缓。

儿童智力发育迟缓的发病率在 6%～8%，严重的智力发育迟缓甚至造成儿童生活不能自理，同时也严重影响着全家人的生活质量。是什么原因造成的儿童智力发育迟缓呢？

儿童智力发育迟缓的原因主要可以分为先天性因素和后天性因素。

先天性因素包括产前因素、产时因素和产后因素。产前因素主要为，母亲是高龄产妇、胎盘功能不好、宫内感染、母亲在孕期挑食和叶酸补充不足。产时因素多为生产时分娩时间过长，或者脐带绕颈、胎儿缺氧缺血性脑病。产后因素中最常见的是中枢感染，如新生儿期化脓性脑膜炎会引起多种并发症，导致颅内囊肿、听力受损，严重的可以导致整个大脑皮层发育萎缩。

后天性因素如儿童时期脑外伤，长期接触重金属等。如铅含量过高是影响智力发育的重要因素，汽油、电池、铅笔中都含有大量的铅，常见有小学生喜欢咬铅笔头，这直接导致铅进入体内。

在临床常见病症中，先天性的智力发育迟缓较为常见。产时产后的许多影响因素都可以避免，后期的感染和外伤如果及早就医也可以治疗。

智力发育迟缓不等同于 21 三体综合征。按照当前公认的美国智力缺陷学会所定的标准，智力落后可按其严重程度分为四类。

轻度智力落后约占智力落后的大部分，儿童期各方面的发育稍显迟缓，如说话晚，理解、综合及分析能力差。这类智力落后患儿经教育后能从事简单工作，早期干预后和常人差距很小。

中度智力落后者童年阶段在说话、大运动、生活自理方面均表现迟缓，语言能力差，吐字不清、词汇贫乏、表达能力差，建立不起概念。经训练能从事极简单的一般性劳动。

重度智力落后在幼年阶段即易发现各方面发育落后，语言困难，发音含糊不清，理解力极差，动作笨拙。不会简单计算，但能区分亲疏，表达一定感情。经训练能养成一些生活自理能力，可从事极简单的体力劳动。

极重度智力落后类智残儿表情愚，情绪反复无常，不会说话只会嚎叫，对周围事物不理解，因缺乏自卫和防御能力，极易发生意外死亡，一般需要终身被人照顾。

虽然重度和极重度智力落后和 21 三体综合征症状相似，但是不能相互等同。21 三体综合征是由常染色体畸变所导致的出生缺陷类疾病，21 号染色体多了一条，干扰了正常染色体的功能。21 三体综合征在产检的时候可以检查出来，而一般的智力发育迟缓在产检时很难检查出来。

（周渊峰）

--- 专家简介 ---

周渊峰

周渊峰，复旦大学附属儿科医院副主任医师，博士。擅长儿童癫痫、难治性癫痫手术评估、多动症、抽动症等疾病的诊断和治疗。

四十、儿童智力发育迟缓早诊早治

婴儿时期发育快，一点异常变化中也可能包含着重要的信息，需要家长在生活中仔细观察和辨认。早期诊断需要采用综合措施，通过儿童生理发育、运动能力发展、生活适应能力、社会交往能力和语言能力等方面进行诊断。准确判断儿童是否存在智力发育障碍要综合判断，根据病史、临床发育水平、影像学、血液生化检查、头颅磁共振、头颅 CT 等。

智力发育迟缓在 3 个月前很难观察到，需要仔细辨别：一般患儿出生后 1～3 个月异常安静、少哭或多动、多哭，6 个月不会笑，12 个月不会坐，18 个月不会走路和讲话。患儿经常张口、伸舌、流涎，经常出现无意识的表情、动作、尖叫或哭闹，双眼无神，不能有意识地注视事物，注意力不集中，对周围事物反应差，语言明显落后于同龄儿，有运动、视力、听力障碍等。

对于三四岁以后的儿童，可以采用正式的智力测验工具和社会适应量表，从智力和日常社会适应能力两个方面进行诊断。早期筛查可以通过丹佛发育筛查测验，丹佛发育筛查测验只适用于前期筛查，不能作为诊断。明确诊断需要通过韦氏智力测验，4～6 岁幼儿可用韦氏智力测验的学龄前儿童智力量表，6～16 岁儿童可用韦氏智力测验的儿童智力量表。韦氏智力测验可以涉及智力的不同方面，从各个方面反映儿童的能力强弱。

关于治疗，根据患儿的具体情况，治疗方案有所不同。一般新生儿出生后，会做两项筛查：苯丙酮尿症和甲状腺功能减低。这两项和孩子智力发育都有很大的关系，且都可以治愈。发现苯丙酮尿症后，给予患儿特殊的饮食调理，避免丙酮酸的摄入，就不会转变成毒性产物的堆积。若是发现甲状腺功能低下，及时补充甲状腺激素，智力发育会慢慢达到正常小孩水平。

并非所有的儿童智力发育迟缓都要药物治疗，但是无一例外的，都是越早治疗效果越好。人的大脑有两次发育的过程，3 岁时和 6 岁时，此期间是大脑皮层不断重新构建和发育的过程。七八岁再治疗效果就很差了，因为此时大脑发育已基本定型。

如果在生后 6 个月之前就能发现并治疗，就能最大限度地缩短其与正常孩子的差距。在给予患儿一定的康复治疗（如推拿、针灸、理疗）以后，其与正常孩子之间的差距也会越来越小。父母对患儿的教育很重要，和患儿要多讲、多沟通，用耐心和爱心去教，一些简单的东西教正常孩子只需一遍的，对这类孩子可能要教四五遍甚至十几遍才行，多花点时间陪着宝宝，只要努力，一切皆有可能。

脑发育迟缓综合征是造成残疾的最大一组疾病，一旦导致脑组织严重损害，治疗极为困难，所以注重孕期保健早期预防极为重要。做到不要近亲婚配，怀孕年龄不可过大或过小，有精神病家族史或男女一方为脑发育迟缓综合征者尽可能节育。孕妇要做好产前检查和孕期保健，预防感染。预防可能影响脑发育的产前、产时及产后的各种不良因素。

怀孕前 3 个月是孩子大脑神经管发育的重要时期，叶酸不足会导致神经管先天发育畸形，所以孕前期要注意补充叶酸。同时，怀孕时周围环境也会有所影响，孕妇尽量不要在重金属多、放射性强的环境中长期暴露。

（周渊峰）

四十一、精神障碍的诊疗新技术
——经颅磁刺激

精神活动是人脑功能的体现，所有神经元传递信息以及与其他细胞通信是通过电刺激或化学刺激在细胞之间传递。但是大脑被包埋在颅骨内，而颅骨的导电性非常差，要想刺激电流穿过颅骨而作用于大脑并非易事。经颅磁刺激（TMS）技术借助电磁转换和磁场很容易穿过颅骨，将刺激成功导入大脑皮质，对大脑产生作用。它既是研究工具，又是很有前景的新治疗方式。

经颅磁刺激技术开始于 1985 年，英国科学家创造了第一台焦点电磁仪器，能产生有效的诱发电流。经颅磁刺激刺激时，在头皮附近产生一股强大的电流。电在电磁感应圈内流动，从而在头皮上产生一个强烈却短暂的磁场。这个磁场可以巧妙地进入大脑中而不受干扰。当经颅磁刺激作用于大脑的运动皮质，会相应地在手掌、手臂、脸或腿上产生类似抽搐的运动。若有节律的连续经颅磁刺激刺激，即重复性经颅磁刺激（rTMS），就会产生复杂的行为效应或治疗作用。

经颅磁刺激刺激进入大脑后，会发生哪些神经生物学事件呢？刺激大脑管理说话的区域，经颅磁刺激能暂时让患者说不出话来，产生运动性失语。神经科学家正在利用经颅磁刺激的这一"短暂损害"能力来重新探索和验证关于脑创伤患者的大量信息。短间隔的双脉冲经颅磁刺激能对皮层的某特定区域产生潜在的激发性。这种诊断技术，称为成对脉冲经颅磁刺激，能检测运动皮层局部中间神经元的行为。

大脑皮质兴奋性反映了脑内抑制性神经传递和兴奋性神经传递之间的平衡状态。抑制性神经传递与 γ-氨基丁酸（GABA）对中间神经元实施抑制性效应有关，而兴奋性神经传递主要由谷氨酸介导。过去，很难直接评估人脑的皮质兴奋性，而经颅磁刺激技术至少为观察和评估局部皮质和皮质脊髓的兴奋性提供了新途径。

应用经颅磁刺激技术治疗疾病方面，目前已经有许多研究报道了重复性经颅磁刺激治疗抑郁症的有效性。每天进行前额叶重复性经颅磁刺激治疗，数周后，抗抑郁效果明显优于空白对照组。一项研究对三百多例未服药重症抑郁患者进行重复性经颅磁刺激治疗，1 周使用 5 次，治疗 4～6 周，治疗后发现重复性经颅磁刺激治疗效果显著优于空白对照，而且耐受性很好，不良反应很轻微，仅限于短暂的头皮不适或疼痛。美国食品药品监督管理局批准重复性经颅磁刺激作为抗抑郁治疗手段。我国已经有不少医院开始应用重复性经颅磁刺激治疗抑郁症，均取得较好的临床疗效。

精神分裂症是一种十分复杂的疾病，患者有多种精神症状，而且抗精神病药物不能治疗患者的所有症状，不少患者即使坚持长年治疗，仍留下精神残疾。研究发现，应用低频重复性经颅磁刺激刺激患者颞叶可以治疗精神分裂症患者的听幻觉。此外，应用重复性经颅磁刺激刺激可以改善阴性分裂症患者的症状，不过相关研究还缺乏大样本报道。

焦虑障碍是一组常见的神经症性障碍，包括广泛性焦虑障碍、创伤后应激障碍、强迫症、惊恐障碍及社交焦虑等，在人群中患病率很高。目前临床处理以药物和心理治疗为主，但是仍有相当一部分患者的疗效不佳，留下精神残疾。脑功能影像学研究提示焦虑障碍可能与右侧前额叶皮质功能异常亢进有关。应用功能性磁共振技术确定重复性经颅磁刺激干预部位，干预 3 周后有 60％患者的焦虑症状评分明显减少，20％达到治愈状态。

总而言之，经颅磁刺激既是一项研究评估精神障碍患者脑皮质功能的新工具，又是治疗精神障碍的新技术。

（王继军）

—— 专家简介 ——

王继军

王继军，主任医师、教授，上海交通大学医学院附属精神卫生中心脑电影像眼动室主任。主要研究领域是经颅磁刺激治疗技术，及精神分裂症、睡眠障碍和抑郁症的病理生理学机制、新干预靶点。

四十二、"脑死亡"后的不尽留念

1994 年，美国一位 7 岁的男孩尼古拉斯在意大利旅游过程中，被匪徒枪击命中头部而脑死亡。在他去世之前，他的父母做了一个决定，捐献了他的身体器官(心脏、肝脏、肾脏、胰腺、眼角膜)。这个决定改变了意大利 7 个家庭的命运，此后引发了意大利一场旷日持久的器官捐赠热潮。意大利原本在欧洲的器官捐献数量是垫底的国家，因为受到这个男孩和他家人的感化，这 23 年来器官捐献量翻 3 倍，成为欧洲捐赠数量最多的国家。意大利人把这些现象都称为"尼古拉斯效应"，而这个效应还在继续扩散。人们意识到尼古拉斯所帮助的并不仅仅是获得了器官的 7 个人，更是许多曾面对死神威胁、因为器官捐赠而活了下来的人。

医学界也借由此案向公众介绍"脑死亡"这个概念。全脑(包括大脑半球、间脑和脑干各部分)功能的不可逆性丧失即称为脑死亡。确定脑死亡的主要标准有：自主呼吸停止，并在施行人工呼吸 15 分钟以上、停止人工呼吸 3～5 分钟后仍无自主呼吸；深度昏迷，对各种外界刺激如疼痛、呼吸均完全失去反应，亦无任何自主运动；脑干及各种反射(如角膜反射、吞咽反射、光反射)消失；脑生物电活动消失，脑电图波平坦；脑血管造影显示脑血液循环停止。具备上述条件者，在排除体温过低和中枢神经系统抑制性药物中毒后，即可宣布为脑死亡。导致脑死亡的直接原因，除脑本身受到的严重破坏外，多由于缺氧和代谢产物综合损害作用。现代医学把脑死亡作为唯一的死亡标准，使死亡的判断更加科学，也使法学、伦理学对死亡的认识更加合理。这一标准已为许多国家所接受。

脑死亡概念有别于传统的心肺死亡概念，后者的标准是心跳和呼吸的停止。在医疗技术不够发达的时期，人的大脑功能与心肺功能是一损俱损的。脑功能的丧失，会引起心肺功能的丧失；心肺功能的丧失，也会使大脑功能丧失。现代医学使用呼吸器及心脏起搏器等设备，患者在大脑不可逆转地丧失功能后，心脏还能继续跳动，肺还能继续呼吸。这种脑功能与心肺功能分离的现象，促使人们重新认识死亡的概念。死亡的实质应当是指机体作为一个在中枢神经系统控制下的整体，其功能已经永久性消失，其标志就是脑死亡。

确立脑死亡作为死亡标准的社会意义在于：已确诊为脑死亡而借助人工呼

吸器在一定时间内维持着血液循环的患者，是提供移植器官的来源，可救治更多的绝症患者；对某些心跳骤停的患者，如果脑尚未死亡，就应积极复苏，全力抢救。而对已经判断为脑死亡者中止抢救，无论从伦理上、科学上都是合理的。

当人脑死亡后，最终会走向全身各个器官的衰竭，生物体必将死亡。然而在脑死亡之后，仍有短暂的时间可以捐献出尚为健康的脏器，以帮助更多濒临死亡的患者。这份生命的馈赠是大爱无疆，是对人间的不尽留念。

（吴惠涓）

CHAPTER TWO

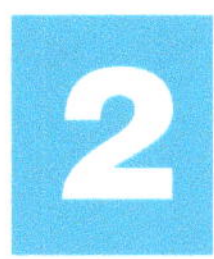

问名医

脑电图与癫痫

1. 什么情况下需要做脑电图检查

脑电图检查是对大脑皮层的一项功能性检查，无创伤。对癫痫、颅内占位性病变、颅内炎症等有较高的诊断或辅助诊断价值而被广泛应用于临床。

检查适应证包括：

（1）癫痫。脑电图是癫痫诊断和分型的重要检查手段，并能帮助观察治疗效果和判断预后，在癫痫诊治方面目前尚无任何检查手段可以替代脑电图。

（2）中枢神经系统感染，如各种脑膜炎、脑炎、脑寄生虫病等。

（3）脑血管病和颅内占位性病变。

（4）颅脑损伤，如脑震荡时 CT 可表现为正常，而脑电图可有异常。

（5）意识障碍，一氧化碳中毒、酒精中毒、缺氧、药物中毒时都可以出现脑电图异常。

（6）代谢性疾病，如肝性脑病、肝豆状核变性、尿毒症等各种脑病。

（7）认知和智能障碍的疾病。

（8）精神疾病。

（朱国行）

2. 脑电图的波形有哪些

α 波：频率为每秒 8～13 次，幅度为 20～100 微伏。α 波在枕部和顶枕部最显著，其波形近似正弦波。正常人在清醒、安静、闭目时，α 波即可出现，其波幅呈现由小变大，然后由大变小，如此反复进行的周期性改变，形成所谓 α 波的"梭形"。每一个 α 波梭形持续 1～2 秒。当被试者睁眼或接受其他激动性刺激时（如令其进行心算），则 α 波立即消失并转为快波，此现象称为"α 波阻断"。因此一般认为，α 波是大脑皮层处于清醒安静状态时电活动的主要表现。

β 波：频率为每秒 14～30 次，幅度为 5～22 微伏。β 波在额叶与顶叶比较明显。当被试者睁眼视物、进行思考活动时，β 波即可出现。有时 β 波与 α 波同时在一个部位出现，β 波重叠在 α 波之上。一般认为，β 波是大脑皮层处在紧张激动状态时电活动的主要表现。

θ 波：频率为每秒 4～7 次，幅度为 20～150 微伏。θ 波在枕叶和顶叶比较明显，在成人困倦时可以出现。在幼儿时期，脑电波频率比成人慢，一般常见到 θ 波，到十岁后才出现明确的 α 波。

δ 波：频率为每秒 0.5～3 次，幅度为 20～200 微伏。正常成人在清醒状态下，几乎是没有 δ 波的，但在睡眠期间可出现。在婴儿时期，脑电频率比幼儿更慢，常可见到 δ 波。一般认为，高幅度的慢波（δ 或 θ 波）可能是大脑皮层处于抑制状态时电活动的主要表现。

棘波、尖波、棘-慢综合波、尖-慢综合波、多棘-慢综合波：最常见于癫痫，但亦可见于肿瘤、外伤、炎症及变性疾病等。

三相波：最常见于代谢性脑病，如肝、肾功能衰竭及各种原因的缺氧。

（朱国行）

3. 脑磁图就是脑电图加磁共振吗

脑磁图（MEG）不是脑电图加磁共振。脑电图检测的是脑电信号，脑磁图检测的是脑磁信号，脑磁是由脑电产生的。磁共振成像是一种利用磁共振原理的医学影像技术，具有成像参数多、扫描速度快、组织分辨率高和图像更清晰等优点，目前已经成为肿瘤、心脏病及脑血管疾病早期筛查的利器。

脑磁图和脑电图反映的都是神经元细胞活动伴随的电荷变化，两者的差别如下：

（1）脑磁图检测的是神经元细胞内电流产生的磁场；脑电图检测的是锥体细胞产生的兴奋性突触后电位。

（2）脑磁图检测的是脑沟内锥体细胞的细胞内电流产生的磁场；脑电图检测的是脑回内锥体细胞电活动。

（3）脑磁信号在传导过程中受介质的影响小，信号没有扭曲，故空间分辨率高，通过与磁共振影像融合，可对信号源精确定位；脑电信号则受介质的影响大，空间分辨率低，定位能力较差。

（4）脑磁图的探测头不必与头皮直接接触，固定在头盔形探头内，排列紧密，提高空间分辨率；脑电图的电极必须逐个手工安放在患者头皮上，繁琐、费时，空间误差大，不能安放过多。

（5）脑磁信号随着与发生源的距离的增加而迅速衰减，所以脑磁图很难探测大脑深部的磁信号；脑电图可探测到大脑深部的电活动。

（6）脑磁图设备昂贵，对环境要求苛刻；脑电图相对经济，对环境要求相对宽松。故脑磁图不能取代脑电图和磁共振。

（邓钰蕾）

— 专家简介 —
邓钰蕾

邓钰蕾，博士，硕士研究生导师，上海交通大学附属瑞金医院神经内科副主任医师。研究领域为癫痫和痴呆等相关疾病的发病机制和诊治。

4. 脑磁图能否帮助诊断癫痫

脑磁图是近年出现的一种完全无侵袭性的生物磁学新技术。它将超导量(SQVID)、探测线圈、磁力计、参考线圈这些元件安装在充满液态氦的头盔样的杜瓦装置里，温度在$-269\ ℃$，工作在超导状态时电阻完全消失，能检测一个磁量子能量的变化，灵敏度达到$10\sim15$特，足以测量出人头皮上由皮质中枢神经活动时产生的磁场。脑磁图能反映脑的磁场变化，与脑电图反映脑的电场变化不同。脑磁图对脑部损伤的定位诊断比脑电图更为准确。

癫痫的诊断目前仍需要借助询问患者本人及其亲属或同事等目击者，尽可能获取详细而完整的发作史，这是准确诊断癫痫的关键。脑电图检查是诊断癫痫发作和癫痫的最重要手段，并且有助于癫痫发作和癫痫的分类。脑磁图是一种无创伤的检查方法，它能动态跟踪大脑神经活动的起源和传导，当脑磁图与影像学检查相结合时，得出的结果就是磁源成像(MSI)。脑磁图毫秒级的时间分辨率和毫米级的空间分辨率使其对癫痫放电灶能准确地三维空间定位。所以目前脑磁图的应用，主要是在癫痫外科手术前对致痫灶的定位诊断。

（邓钰蕾）

5. 脑电图没有癫痫波可以诊断为癫痫吗

临床上常常碰到患者反复做脑电图都未找到典型的癫痫波，最终医生仍诊断为癫痫，那是为什么呢？

我们要了解的是,癫痫是一种慢性复发性疾病,诊断主要通过临床表现,结合脑电图和影像学检查。首先,临床表现是最重要的一环,癫痫有一部分表现为惊厥发作,还有超过一半的发作会有各种各样的其他形式,如失神、发呆、似曾相识感等。通过观察每一次发作时的情况,或向目击者详细询问,由医生来分析判断。脑电图作为癫痫诊断的辅助检查非常重要,但不是决定因素。脑电图异常并不等于癫痫,正常人群中也有一定比例会出现脑电图异常,甚至有癫痫波,这种情况下不能诊断为癫痫。同样,脑电图正常也不能排除癫痫,癫痫发作是间断的,脑电图也不是时时刻刻都异常。如果发作灶较小、较深时,在脑表面可能记录不到。所以临床上神经内科癫痫专业医生通过仔细地询问病史,了解发作情况进行判断,只要符合癫痫临床发作的特点,如刻板性、短暂性、重复性,就可以考虑癫痫的诊断。脑电图有助于癫痫发作和癫痫的分类,但是脑电图阴性仍不能排除癫痫的诊断。

(邓钰蕾)

6. 儿童和成人脑电图有区别吗

儿童和成人脑电图是有明显区别的。不同于成人脑电图,不同年龄段的儿童脑电图有其特定的表现特点。因为儿童的大脑处于快速发育成熟的过程,随着年龄的增加,每个年龄段都有其相对应的脑电图改变。就背景活动而言,1岁婴幼儿时枕区为5~7赫θ波,3岁幼儿枕区出现8赫α波活动,6岁儿童出现8~9赫α节律。儿童脑电图呈现为频率由慢变快,由不规则变规则,由不对称变对称,波幅由低变高,再由高至成人型,以及由不稳定逐渐稳定的发育特点。大脑发育一般在16周岁趋向成熟,因此这个年龄段的青少年脑电图基本接近于成人脑电图改变。如果不了解儿童脑电图的特点和规律,很容易把儿童期正常的、发育相关的后头部和思睡期慢波活动判断为异常脑电图,从而造成诊断错误。

(周渊峰)

7. 小孩做脑电图对生长有影响吗

脑电图是通过精密的电子仪器,从头皮上将脑部的自发性生物电位加以放大记录而获得的图形,是通过电极记录下来的脑细胞群的自发性、节律性电活动。脑电图检查对大脑不施加任何外来干扰,因此大脑没有接受任何刺激,检查期间也不会产生任何异常感觉和不适。因此,不仅是小孩,甚至是新生儿,如果病情需要也可以做脑电图，对小孩生长发育没有任何影响。

（周渊峰）

8. 小孩发作时没有四肢抽搐，为什么也有可能是癫痫

抽搐是癫痫的常见症状之一，但并不是癫痫独有的症状，不能把抽搐与癫痫等同起来。

不少儿童癫痫并不出现抽搐，有的癫痫患儿表现为白天上课时反复发呆、走神、自己不能回忆，这种类型的癫痫有时被误认为注意力缺陷。有些癫痫儿童表现为丧失原来已具备的语言能力，不能理解别人讲的话，不听大人的话，自言自语，容易被误认为精神病。这些癫痫儿童都可以没有抽搐，所以并不能说没有抽搐就不可能是癫痫。

（周渊峰）

9. 什么药物会对脑电图检测有影响

多种药物会对脑部的电活动产生影响，因此，在行脑电图检测前要向医生讲清目前在服用的药物，以免对诊断疾病和判断脑功能产生混淆性影响。一般来说，以下几种类型的药物对脑电活动影响较大：

（1）苯二氮䓬类药物：代表性药物有地西泮、阿普唑仑和氯硝西泮等。

（2）巴比妥类药物：如苯巴比妥。

（3）其他镇静安眠药：如佐匹克隆、酒石酸唑吡坦等。

（4）抗癫痫及治疗神经痛类药物：如卡马西平、苯妥英钠、丙戊酸钠、加巴喷丁和普瑞巴林等。

（5）抗抑郁药物：三环类如阿米替林，5-羟色胺再摄取抑制剂如氟西汀、帕罗西汀和舍曲林等。

（6）抗精神病性药物：如氯氮平、喹硫平、奥氮平和阿立哌唑等。

（7）阿片类镇痛药：如吗啡等。

（8）抗痉挛药物：巴氯芬。

（9）抗生素类：青霉素、头孢类如头孢吡肟、喹诺酮类和亚胺培南等。

（10）免疫抑制剂：如环孢素。

（11）左旋多巴。

（丁　晶）

—— 专家简介 ——

丁　晶

丁晶，复旦大学附属中山医院神经内科副主任医师。目前致力于癫痫、脑血管病、神经影像和神经保护策略等方面的研究。

10. 癫痫已经不发作了，停药前为什么要做脑电图

癫痫是一种慢性反复发作性疾病，发病的根本原因在于脑部神经元过度兴奋和异常放电。一般来说，服用抗癫痫药物治疗后，70％～80％的癫痫发作可以得到控制，同时脑部的癫痫样放电也会较前减少。但是，引起癫痫发作的病因多种多样，因此该病的预后也会因病因而不同。对于无明确脑部异常病灶的癫痫患者而言，可能在服药两三年并达到完全临床缓解后考虑逐步停用抗癫痫药物治疗。脑部异常病变如肿瘤、脑炎和外伤等所致的癫痫发作，原发疾病所致的脑部后遗损害，可能需要长期服用抗癫痫药物治疗。

在考虑给某些患者停药前，通常需要行脑电图检查，这是因为服用抗癫痫药物只能控制癫痫发作的症状，而对于引起癫痫样放电的内在病因可能并不能消除。如果脑电图上仍存在很多没有临床症状的异常放电，可能停药后患者癫痫复发的概率较高，对这类患者通常不建议其停用抗癫痫药物治疗。对于服药后控制稳定、无发作的患者，也建议定期复查脑电图以了解脑部癫痫样放电的情况，有助于判断预后。

（丁　晶）

11. 脑电图报告有异常，就是脑子有大问题了吗

脑电图是一种很普遍的判断脑部功能和协助诊断癫痫的检查方法。脑电图上的波形、波幅和频率会随着脑发育的不同而不同，如儿童、成人和老年人的脑电节律和频率存在很大的区别，儿童因脑部尚未完全发育成熟、老人因脑部生理性萎缩，因此脑电图上会出现较青壮年更多的慢波。其次，不同的状态对脑电波

也有影响，如清醒、思睡和睡眠期会有不同的脑电图特点。此外，血糖、血氧水平和服用的某些药物也会影响脑部活动。另外，患者的某些活动如眨眼产生的伪差，脑电图仪器本身的局限性如放大器的电信号干扰等，也会影响脑电图波形。因此，对脑电图的判断需要综合患者的年龄、状态、用药和疾病本身等多方面的因素。而且有研究显示，极少数的正常人甚至可以在脑电图上记录到癫痫样放电。如果脑电图的报告上显示异常，还需要有经验的临床医生结合患者的具体病情分析，才能得出相关的诊断。

（丁　晶）

12. 做了脑电图就能发现病灶了吗

在医院接受过治疗的癫痫患者可能都知道，专家总会让你去反复做脑电图。究竟脑电图能不能发现癫痫病灶呢？这个问题是癫痫患者和非癫痫专业医生所关心的。

首先，脑电图是癫痫诊断最重要的辅助检查，癫痫的诊断主要依靠临床表现和脑电图检查。医生很难有机会目睹患者的发作经过，而病史陈述者又往往描述不准确或不完全，因此准确的临床资料有时很难得到。而脑电图可直接记录患者的癫痫样放电，成为诊断的重要依据。目前随着新的脑电图技术的应用，检查阳性率越来越高，对癫痫的诊断价值会越来越大。

其次，最终癫痫诊断需要临床医生结合病史，而不仅仅靠脑电图。虽然目前脑电图检查的阳性率越来越高，大部分癫痫患者可以得到定位，通过各种脑电图检查可以发现 60%～80% 的癫痫病灶。但是脑电图看到的只是放电的部位，不一定就是脑子里的病灶，因此有必要结合磁共振、PET/CT 等准确定位病灶。就算脑电图阴性也不能排除癫痫诊断，因此做脑电图的目的不仅仅是为了发现病灶，还可以用来判断癫痫类型与预后。

（陈文珍）

—— 专家简介 ——

陈文珍

陈文珍，医学博士，同济大学附属第十人民医院神经内科副主任医师，在临床医学和神经病学领域有 15 年工作经历。对神经系统常见病和多发病、心理疾病，尤其是癫痫的临床和基础以及脑电图有深入的研究和培训。

13. 癫痫患者多久需复查脑电图

不同的癫痫患者脑电图复查的频率是不同的。

有些发作性疾病，如晕厥、睡眠障碍、癔病等，有时仅靠病史难以区别，就要反复查常规脑电图、视频脑电图、长程脑电图等，直到确诊或者排除癫痫。这些疾病脑电图大都正常，为鉴别诊断提供了重要依据。

儿童癫痫的病因很复杂，但有很多癫痫综合征有典型脑电图表现，west 综合征(婴儿痉挛症)、LG 综合征(儿童期弥漫性棘-慢波癫痫性脑病)、儿童中央颞癫痫、失神癫痫等。如果很典型的表现，脑电图可能一次就够了，如果不典型，可能需要反复做，包括各种诱发实验，直到明确诊断。

脑电图检查不仅可以确定发作类型、指导临床选药，而且能够协助判断疗效，一般病情稳定没有发作，建议 3～6 个月复查脑电图。如果 3～5 年无发作，脑电图复查可以作为减药停药的参考依据。脑电图在外科治疗癫痫时，对病灶的定位、确定手术范围有重要指导意义。可能要连续、长程地做高密度脑电图、头皮脑电图，用于明确定位病灶。

脑电图用于癫痫预后判断时，通常来说，脑电图背景波正常者预后较好，背景波异常并有癫痫样放电者预后较差。爆发抑制和高峰失律脑电图均预后差。若随年龄增长，由爆发抑制脑电图转变为高峰失律，或从高峰失律转变为慢棘-慢波，则预后更差。对于脑电图背景差的患者，一般需要 2～3 月复查脑电图来随访脑电图演变，进行预后判断。

（陈文珍）

14. 做脑电图时能睡觉吗

脑电图有很多种，常规脑电图、视频脑电图、长程 24 小时脑电图等。不同的脑电图有不同的要求，比如常规脑电图是在清醒状态下检查，一般 30 分钟左右，一般来说也不会睡觉；而视频脑电图包括清醒加睡眠，可以在动态情况下检查脑电图，是允许睡觉的；而专门的睡眠脑电图，是为了检查睡眠时的脑电图情况，更加需要睡觉；24 小时脑电图也是包括睡眠的，因此睡眠肯定允许的。

做脑电图时，医生会要求患者深呼吸。这是因为，深呼吸是提高脑电图阳性率的一种诱发实验，还有闪光刺激，睡眠剥夺等。一般做深呼吸容易诱发失神癫病发作，而出现典型的波形，进行确诊。

（陈文珍）

15. 经常头痛发作的患者需要做脑电图吗

头痛是一种临床常见的症状，也是临床医师申请脑电图检查的常见原因。头痛的病因非常广泛，包括全身性疾病或中枢神经系统疾病，器质性病变和功能性病变。国际头痛协会 1988 年提出了一个头面部疼痛的分类，从中可见头痛病因之复杂。

总体来说，头痛的脑电图表现主要和病因有关，没有特定的改变。存在脑内结构性病变(肿瘤、颅脑外伤后)、影响到脑内血液供应(偏头痛、高血压、脑血管病)或影响脑组织正常代谢(缺氧、炎症、透析等)引起的头痛，脑电图常有不同程度的广泛性或局限性异常，反映了脑功能变化的情况；而各种颅外局部病变引起的头痛脑电图常无明显异常。少数癫痫发作时或发作后可伴有偏头痛，但头痛并不是癫痫发作唯一或主要的表现。脑电图对鉴别和癫痫发作有关的阵发性头痛非常有帮助。除癫痫外，脑电图对头痛的病因诊断无重要价值，对严重或慢性进展性的头痛，应通过神经影像学(脑 CT、磁共振、血管造影)及其他实验室检查寻找病因。

（陈　敏）

16. 抗癫痫药物会影响脑电图吗

抗癫痫药物会影响脑电图，包括改变背景频率及其空间分布；增加(或减少)快波或慢波的数量；引起阵发性活动或特殊的波形；抑制阵发性活动；改变警觉水平、睡眠周期和(或)睡眠结构。

抗癫痫药物主要通过改变细胞膜离子通道的性质或改变突触的功能而发挥抗癫痫作用。下面介绍几种常用抗癫痫药物对脑电图的影响。

(1) 卡马西平对脑电图背景活动的影响主要表现为 α 波活动减少，慢波活动和 β 频段以上的快波活动轻度增多。对于某些类型的儿童癫痫，治疗剂量的卡马西平可加重临床的脑电图异常，表现为发作频率增加或出现新的发作形式，并有脑电图背景活动变慢，棘波、尖波等异常阵发性活动增加和扩散，甚至伴有认知功能障碍和行为异常。

（2）苯巴比妥对背景活动的影响主要为快波明显增加，α 波活动减少。

（3）苯二氮卓类药物均可引起广泛性 β 波活动增加，波幅呈纺锤样波动，以双侧前头部为著；α 波活动减少。

（4）丙戊酸对脑电图的影响与血药浓度没有关联，对治疗前脑电图有慢波的癫痫儿童，丙戊酸治疗 3～6 个月后慢波可减少，背景活动改善。对不同剂量丙戊酸的定量脑电图研究显示，药物剂量与癫痫样放电和（或）临床发作频度成负相关，可减少或消除广泛性棘慢复合波的发放，消除光敏性反应。

（5）托吡酯可引起 θ 波和 δ 波活动增加，快波活动减少，α 节律显著减少。

（6）癫痫患者服用拉莫三嗪后背景活动无明显改变，或快波活动增加，慢波活动减少。

（陈　敏）

17. 脑电图检查有哪些注意事项

脑电图检查是通过脑电图机将微小的脑生物电讯号进行多级放大并记录下来的一种脑功能检查方法，是一项无痛、无创伤性的检查技术。有以下注意事项：

（1）检查前一天晚上请将头洗干净，不要使用任何护发美发用品，如护发素、啫喱水等。

（2）检查前三天请停用各种神经兴奋剂和镇静剂，以避免检查时形成假象，影响检查结果的判断。如癫痫患者停药有困难时，要向检查人员说明服用的药名、剂量，以便检查人员参考。

（3）检查前避免过饥，以免低血糖影响检查结果。

（4）精神异常或不合作者，应做睡眠脑电图，建议自然睡眠，一般不用镇静剂，需晚睡早起（晚上 11 点后睡觉、早上 5 点之前起床），以便检查时入睡。

（5）检查时必须安静合作，关闭手机、传呼器等通信设备，按医生要求，睁眼、闭目或深呼吸。

（6）检查时头皮上要安放接收电极，要放松，不要紧张，以免脑电波受到干扰。

（陈　敏）

18.　有影响癫痫发作的"发物"吗

癫痫是个慢性病。由于对其发病机制不了解,大家容易把癫痫发作和饮食中的"发物"联系在一起,认为癫痫的发作是由"发物"引起的,如羊肉、牛肉、雄鸡、海鲜等。还有人认为各种需要泡发处理的食材也是发物,是诱发癫痫的元凶。因为癫痫的俗称"羊癫疯"里有个"羊"字,羊肉被认为绝对要忌口。那么,这些所谓的"发物"会不会诱发癫痫呢?

发物从字面意思上讲,包含发作、诱发、复发的意思,从医学概念上讲尚缺乏系统、完整、准确的理论阐释。一般多为辛热、腥气之物,具有发热、发疮、发毒、动风、引发痼疾等特点。按照民间的经验和传说,羊肉、鹅、海鲜是大家公认的"发物"。其中羊肉性大热,热病往来寒热,或素体多火,或热病初复,不宜吃,否则易使旧病复发。关于鹅,《本草纲目》中说"鹅,气味俱厚,动风,发疮",凡皮肤病、过敏性疾病、热病等患者应忌服。已故现代名医秦伯未指出:"凡能引起口干、目赤、牙龈肿胀、大便秘结的芥菜、韭菜、香菇、金针菜等,都有发热的可能,俗称发物。"因此,广义的发物可理解为:健康人可正常摄入,而患病服药、病后调理的饮食过程中,因不当饮食而诱发产生某种病症或加重病情、影响机体康复的一类食物。

狭义的发物,类似于现代医学所指的食物过敏,主要是那些正常食用无毒,但能诱发某些人过敏,如出现皮肤荨麻疹、过敏性紫癜、甚至休克的食物。从这个意义上讲,人类的食物都有可能成为发物,常由个体差异决定,并受季节气候、膳食搭配、加工制作等因素的影响。因此,我们所说的发物不是绝对的,而是相对的。

对于癫痫患者而言,首先要搞清楚癫痫的发病机制。癫痫的病因很多,如脑部本身的疾病包括先天性脑发育异常、颅脑肿瘤、感染、脑外伤、脑血管疾病、遗传、基因突变等,而全身性的疾病包括缺氧、低血糖、低血钙、尿毒症、甲状旁腺功能减弱及各种中毒等。虽然俗称"羊癫疯",其实发病原因跟羊一点关系也没有,跟各种"发物"也没有什么关系。

在我们的大脑内,有兴奋和抑制两套系统。正常情况下,这两套系统是相互平衡的。当癫痫发病的时候,大脑里的神经系统兴奋与抑制的平衡被打破了,神经系统异常兴奋,没有办法被抑制,就出现了神经系统的突发性异常放电,最终导致癫痫发作。用于治疗癫痫的药物就是针对神经系统异常放电的。它们可以降低神经系统的兴奋性从而控制癫痫发作。由此可见,癫痫患者的确有需要忌口的食物，但与"发物"无关。癫痫患者要避免酒类、咖啡、可乐、浓茶等兴奋性饮料及辛辣食物，做到戒烟、戒酒。部分患者还需要避免长时间看电视、玩电子游戏，减少过度兴奋与刺激的活动，生活规律，按时作息，定时服药。这样才能有效避免癫痫的发作。

（陈　敏）

19. 癫痫持续状态要做脑电图吗

癫痫持续状态根据临床发作的形式分为惊厥性和非惊厥性持续状态（NCSE）。1981 年国际抗癫痫联盟（ILAE）分类和术语委员会将惊厥性癫痫持续状态（CSE）定义为：一次抽搐发作持续足够长时间，或反复抽搐发作而发作间期意识未恢复。

随着临床试验和基础研究的不断深入，目前惊厥性癫痫持续状态发作的定义为每次惊厥发作持续 5 分钟以上，或 2 次以上发作，发作间期意识未能完全恢复。惊厥性癫痫持续状态表现为持续的肢体强直、阵挛或强直-阵挛，并伴有意识障碍（包括意识模糊、嗜睡、昏睡、昏迷）。经药物治疗后，惊厥性癫痫持续状态患者常演变为不同程度意识障碍伴（或不伴）微小面肌、眼肌、肢体远端肌肉的节律性抽动，同时脑电图显示持续性癫痫性放电活动。

目前尚无统一的非惊厥性癫痫持续状态的定义，有学者提出非惊厥性癫痫持续状态是指脑电图上持续的癫痫样放电，导致出现临床上的非惊厥性发作并且持续 30 分钟以上。与惊厥性癫痫持续状态相比，非惊厥性癫痫持续状态具有更为复杂多样的临床表现，不仅有意识方面的改变，还多伴有思维、定向力障碍以及精神、行为、感觉、语言、情绪、性格等方面异常，甚至有持续的长期的自主神经紊乱的表现。非惊厥性癫痫持续状态极少自然缓解，常导致认知功能损害，而脑电图是诊断非惊厥性癫痫持续状态不可或缺的检查。

脑电图，尤其是长程脑电图监测有助于对癫痫持续状态患者的临床诊断与治疗评价，其临床价值表现在以下几方面：判定惊厥性癫痫持续状态临床症状停止与脑电图异常放电停止，帮助惊厥性癫痫持续状态患者在长程脑电图监测下精准药物治疗；结合临床症状及时诊断与治疗非惊厥性癫痫持续状态，实时动态评估，减轻对脑部神经元损害造成的二次伤害；持续动态脑电图监测，可及时发现临床及临床下事件发生，有助于及时调整药物，预测癫痫复发。

（詹　青　王勤鹰）

王勤鹰

王勤鹰，上海中医药大学附属上海市第七人民医院神经内科副主任医师，医学硕士。中国中西结合学会虚证与老年病专业委员会青年委员、上海市医学会脑电图与临床神经生理专科分会第九届青年委员、上海市浦东新区医学会神经内科专业委员会委员。擅长脑血管病、癫痫诊治及脑电图临床应用。

20. 意识不清，做过 CT 还要做脑电图吗

意识不清状态通常是指一过性的意识丧失而后完全恢复的状态，常见的病因有晕厥、癫痫发作、心理因素，少数患者为少见原因。

发作前先兆表现、发病时表现及意识恢复后遗留症状，有助于一过性意识丧失病因初步判断，常规体格检查、立卧位血压和根据初步判断选择心电图、心超、头颅 CT 等相关检查有助于诊断。对于症状不典型，且初步检查未见异常的患者需进一步做脑电图、自主神经实验甚至心脑血管等检查。

考虑神经系统疾病所至一过性意识丧失的患者，已经做过 CT 为什么还要进行脑电图检查呢？这是因为，CT 和脑电图虽然都是针对大脑的检查，但检查方法与目的都不同。CT 是影像学检查，能清晰显示颅脑的结构，而脑电图是针对神经元电活动的检查，迄今为止仍是诊断癫痫不可替代的检查方法。癫痫是一过性意识丧失的常见病因之一，因此，对于无明确病因的有过不清醒状态的患者需要进行脑电图检查。

一过性意识丧失发作后什么时间做脑电图比较合适呢？如一过性意识丧失时伴随肢体抽搐等癫痫样症状群，或短时间内反复发作但心脏检查未发现异常者，建议尽快进行脑电图检查。常规脑电图一般只记录 20～30 分钟，阳性率仅 30％左右。24 小时动态脑电图与视频脑电图检查时间长，包含夜间睡眠时期的脑电图信息，阳性率明显提高。特别是视频动态脑电图，是录像与脑电图同步描记的方式，将患者临床发作与发作时的脑电图同步显示，可分析临床发作与脑电图的关系，提高了诊断的可靠性。对于初次发作、常规脑电图检查未发现异常患者，建议随访，必要时可选择长程视频脑电图检查并复查相关检查，以免遗漏相关发作性疾病。部分高度疑诊癫痫发作而脑电图阴性的患者，可短期内再次脑电图检查。

总之，发生了一过性意识丧失，应到医院进行相关检查，初步检查无异常的应进一步脑电图检查。

（詹　青　王勤鹰）

21. 昏迷患者为什么要做脑电图

昏迷作为一种严重的意识障碍，是脑功能受损的严重阶段。昏迷可以由脑血管病、代谢性疾病、颅内炎症、颅脑外伤、急性缺氧性脑病及中毒等多种病因引起。长期昏迷给社会和家人带来了巨大的经济压力和沉重的精神打击，通过评估脑功能预测昏迷患者的存活可能与预后具有现实意义，安全、便捷、适合床旁操作的评估技术成为预测昏迷患者脑功能及预后的主要工具。目前临床上已经开展的脑功能评估项目有 20 多项，主要包括：临床观察评估，如格拉斯哥昏迷评分(GCS)等；体温变化评估；生物化学标记物评估；神经电生理评估：如脑电图、短潜伏期体感诱发电位、脑干听觉诱发电位等；神经影像学评估；颅内压评估；脑血流评估；脑组织氧评估。随着数字化脑电技术的发展，小型、便携式脑电图与体感诱发电位仪可在不影响抢救的情况下，对危重症患者进行床边脑电与体感诱发电位监测，为动态疾病过程评估提供帮助。有研究发现，昏迷程度发生变化时，脑电图最先改变，临床指标的变化滞后。脑功能损伤的程度与脑电图改变，在大多数情况下可反映脑功能的损伤程度及昏迷的深度，并具有很好的相关性。

根据常用于昏迷患者的脑电图分级标准，预后与脑电图分级的关系为：预后越好，脑电图级别越低；预后越不好，则脑电图级别愈高；脑电图分级在中间级别的患者，预后与其后的脑电图变化密切相关，脑电图异常程度加重的预后很差，脑电图有所改善的预后相对较好。脑电图分级相同的情况下，有反应性的患者预后优于无反应性的。研究显示，脑电图评价脑功能损伤程度和预测预后准确性高于临床常用的格拉斯哥昏迷评分。

因此，对昏迷患者进行脑电图监测，在评价脑功能和预测昏迷患者的预后两方面有较好的应用价值。如能动态监测脑电图，结合短潜伏期体感诱发电位、脑干听觉诱发电位等其他神经电生理评估手段，则准确性更高。

（詹　青　王勤鹰）

22. 脑电图检查对人体有害吗

脑电图检查对人体无害。因为脑电图是记录人体大脑半球凸面皮质的电活动,通过在头皮表面按规定部位放置记录电极；记录到的脑电信号被放大器放大,来自两个不同记录电极的脑电信号存在一定的电压差和位相差。脑电图实质都是显示两个记录点间的电位差,所以对人体无任何影响。

（陈　燕）

── 专家简介 ──

陈　燕

陈燕,同济大学附属同济医院神经内科副主任医师。长期致力于脑电图及肌电图的电生理诊断工作,擅长周围神经病的电诊断。

23. 脑电图上说"慢波增多"是什么意思

慢波在脑电图中指 0.5～7 赫的波,一般正常成人在清醒、安静、闭目情况下出现不多于 10%,但在睡眠状态可以出现。婴幼儿患者由于大脑还没有发育完全,可以有不同比例的慢波。因此,说"慢波异常增多"时,一定要结合患者的年龄及检查时的状态(睡眠还是清醒),慢波分布是广泛性还是局部增多,不能一概而论。

（杜　鹏）

── 专家简介 ──

杜　鹏

杜鹏,复旦大学附属中山医院神经内科副主任医师,擅长头痛、头(眩)晕、癫痫及脱髓鞘疾病的诊治,尤其是脑电图诊断。

24. 脑电图就是脑血流图吗

大脑是人体最复杂的器官,各个部门分工明确且配合协调,而高效准确的工作是通过电活动完成的。因此,我们可以在头皮上记录到大脑工作时释放的电流信号,通过研究这种电流信号的强度、频率等特性,来了解此时的大脑活动是否处于有序、正常的状态,这就是脑电图。

而脑血流图又叫脑电阻图,是利用电阻变化的原理,描记随心脏跳动而变化的脑血流波动图形。

所以，脑电图是检测脑电活动的情况，脑血流图是检测脑血流的波动。

（耿　直）

── 专家简介 ──
耿　直

耿直，上海交通大学附属第六人民医院神经内科副主任医师。擅长急性脑血管病、各种癫痫、帕金森病、眩晕、脊髓病变及周围神经病的诊治。主攻方向为急性脑血管病的分子病因学研究。

25. 为什么脑电图要一做再做

癫痫发作是一过性的脑电同步异常放电导致的临床现象，有一些同步异常的放电并不引起临床发作，所以我们希望能在发作间期捕捉到这种放电。有时在一次脑电图检查期间并没有这种放电，或放电微弱没有被记录到，就需要再次重复描记。另外，在治疗期间复查脑电图，也可以为下一步的治疗和判断预后提供一些帮助。

（耿　直）

26. 脑电图上有癫痫波就要吃药治疗吗

癫痫波虽然与癫痫发作密切相关，但并非高度特异性，也可以见于非癫痫人群，包括健康人群和非癫痫性病变人群。在极少数健康人中，日间脑电图和睡眠脑电图也可能记录到癫痫波。癫痫波也可见于其他精神疾病、中枢神经系统疾病以及各种代谢疾病的患者。没有临床发作的癫痫样放电不能作为癫痫的诊断依据，仅可作为癫痫发作风险增加的一个指标。所以脑电图上有癫痫波的患者不一定必须要吃药，要根据临床情况予以综合评价。

（陈英辉）

── 专家简介 ──
陈英辉

陈英辉，复旦大学附属金山医院神经内科副主任医师，擅长癫痫、头痛、神经痛及脑血管疾病的治疗。

27. 发热患者是否需要做脑电图

　　并不是所有的发热患者都需要做脑电图，但如果怀疑有中枢神经系统感染或者小儿热性惊厥等其他疾病时，可以做脑电图以协助诊断。在中枢神经系统感染时，脑电图多有不同程度的非特异性异常。而在小儿热性惊厥患者，脑电图可以帮助诊断以及判断预后。

（陈英辉）

多导睡眠图与睡眠障碍

28. 睡眠能够"欠债"或"储存"吗

觉醒与睡眠是人类的基本生理活动，两者互相依存，不可分割。就像昼夜一样，无法改变其存在，每天必然要发生。在我们的生活中，常常有这样的情况：如果一个健康成人连续几天不睡觉，他一旦入睡，其睡眠时间就一定会比平时要增加许多，来弥补前面的睡眠不足，当这种补偿性睡眠结束以后，人会感觉神清气爽，精力充沛。上班族由于平时工作繁忙，周一到周五的睡眠时间得不到充分保证，所以他们大多数周末睡觉的时间都比较长。经过周末的休息，人们又会精力十足地投入下一周的紧张工作之中。如果周末没有休息好，那么下一周就会感到疲劳或精力不足，长此以往，就会心身疲惫不堪，觉得工作"很累"。所以睡眠对人类来说，是一种基本的生理活动，非常必要，不能缺乏。

也许有人会问，我们能不能为将来的工作或学习需要，先睡上几天，等到将来工作繁忙时就可以不睡觉，用预先"储存"的睡眠来获得现在的清醒呢？答案是否定的。在人类的大脑中，负责调节清醒和睡眠的神经结构是生物钟，生物钟的节律是以地球的自转周期来调节的。换句话说，当太阳升起的时候，我们的生物钟就会向大脑和全身的所有组织器官发出清醒的指令，人体各种组织器官的细胞活动就会自动结束睡眠状态而为新一天的生活做好各种准备。此时我们就会自动醒来，再也睡不着，即使你赖在床上企图继续睡觉，也只能是迷迷糊糊地闭着眼睛"假寐"。这就是睡眠为什么不能"欠债"也不能"储存"的原因。

（吴惠涓）

29. 什么是多导睡眠监测

有人晚上睡眠不安稳，到医院看病后医生建议做个多导睡眠监测。他往往很困惑，为什么不拍片、不抽血，而是让我在医院睡一个晚上？这个监测到底是怎么回事呢？

正如得心脏病的患者需要做心电图，患呼吸系统疾病的患者需要拍胸片一样，每一种疾病都有一种或者数种针对性的检查项目。多导睡眠监测就是针对睡眠疾病的重要检查方式之一。检查前医生会给患者接上各种电极和探测装置，记录各种的生物电信号。这些信号通过特殊的仪器放大和整合记录到电脑中。第二天由医生对记录到的信息进行回放和分析，随后由电脑辅助产生分析结果，反映夜间睡眠的质量和睡眠中存在的疾病现象。

标准的整夜多导睡眠监测需要安装多种导联，如脑电图电极、眼电图电极、鼻气流压力感受器、口鼻气流热敏感受器、手指末端血氧饱和度探头等。

通过这些导联信号，医生可以获知被检测者夜间睡眠时间、睡眠效率、睡眠结构是否正常，是否存在睡眠呼吸障碍及其严重程度，睡眠期间是否出现异常动作等信息，借此对疾病作出诊断。当然，随着睡眠监测技术的不断发展，其运用场景已超出夜间，很多睡眠实验室也用它在日间观察受试者困倦的程度，或者评估清醒维持能力是否正常。并且随着睡眠医学的发展，今后的运用场景有可能进一步拓宽。

综上所述，多导睡眠监测技术是针对睡眠疾病的一种特异性检查手段，通过记录分析睡眠中人体各种生物信号情况，了解夜间睡眠结构情况，并且探索是否出现病理性事件，评价日间困倦和/或清醒程度，从而对睡眠疾病作出诊断。

（于　欢）

30.　失眠到什么程度才算病

谈到失眠的时候首先要区分两个概念，其一是失眠症状，包括入睡困难、睡眠连续性差、夜间频繁的醒转，或者凌晨早醒等待天明等；另一个概念是失眠症，指失眠的症状达到一定程度，构成了疾病。那么失眠症状达到什么程度才称得上是"失眠症"呢？这是睡眠障碍门诊的患者最常问的问题。

每个人对夜间睡眠时间的要求是不一样的。年轻人睡眠时间相对较长，老年人睡觉时间短一些。同一个体在冬季睡眠时间长一些，到夏季睡眠时间就会短一些。有些人年轻的时候每晚睡 6 小时以上，年纪大了每天只能睡 4～5 个小时，于是焦虑不安，觉得自己患上了失眠症。其实仅有睡眠时间的缩短不能下失眠症的诊断。失眠症必须同时包括夜间睡眠时间短，加上因睡眠不足引起的各种日间症状，如：情绪不稳定、精神疲惫、注意力不集中、工作中容易出错、记忆力下降等。一生中某些阶段睡眠时间缩短 1～2 小时,只要白天没有症状,并不代表患上了失眠症。

有时我们遇到情绪波动,会出现短暂的失眠症状,甚至会一夜不眠,这种情况也不能构成失眠症的诊断。根据国际睡眠疾病诊断标准的定义,只有当失眠的频度达到每周 3 次以上才够条件考虑为失眠症。根据失眠持续的时间长短,短于 3 个月的称为急性失眠症,长于 3 个月的称为慢性失眠症。所以偶发失眠也不能诊断失眠症。

综上所述,失眠症的诊断必须同时有夜间睡眠时间的缩短和因此导致的日间精神躯体症状,出现的频繁程度每周达到 3 晚及以上,持续超过 3 个月者为慢性失眠,短于 3 个月为急性失眠。

(于　欢)

31. 得了失眠,怕用药上瘾怎么办

失眠的患者常常有这样的经历:一方面受失眠的折磨很希望能得到医治,另一方面又担心安眠药的种种不良反应,不断推迟就医,或者有药不敢吃。如何破这个局呢? 其实失眠的治疗并非只能靠药物,去除造成失眠的不良行为和思维模式同样重要。在医学上,这种治疗被称作失眠的认知行为治疗。

失眠的患者常出现种种担心,比如:"我今天晚上睡不好,明天就会一团糟""我今天晚上再也不会睡着了""我不能像正常人一样睡觉""我的睡眠已经失去控制了,就像我的人生一样""失眠彻底毁掉了我的生活",等等。其实客观地讲,失眠不一定会对健康状况或者第二天的表现造成特别明显的影响,反倒是这些观念强化了失眠的负面影响,阻碍了患者进入睡眠的可能性。

也有些患者对睡眠有各种错误观念,如:"每个人都需要 8 小时的睡眠""没有安眠药我睡不好""我必须单独睡才能不受干扰""因为没有睡好,我需要更多的时间躺在床上恢复精力"。因为这些错误的观念,患者应对失眠就会有错误的行为模式,比如:提前上床、推迟起床、增加待在床上的时间、开着电视机或者收音机睡觉、醒着的时候躺在床上;或者用不正确的方法对抗疲惫:大量摄入咖啡因或尼古丁提神、晚餐以后进行大强度的体育活动,试图通过疲劳诱导睡眠。这些方法不仅不能改善睡眠,反而会加重失眠。

正确的做法是适当控制卧床的时间,把每天平躺的时间控制在 6 小时左右,避免没有睡意却长时间待在床上。平躺的时间缩短了,入睡的驱动力就会增强。

不要在床上处理和睡眠无关的事情，比如读书、看电视、玩手机、想心事等。这些行为会使得大脑将床和睡眠脱离联系，看到床不再产生睡意。不要在睡前进行高强度的体力和脑力活动，这些行为同样不利于进入睡眠。另外也不主张靠饮酒来助眠，饮酒后虽然入睡加快，但睡眠的连续性很差，夜间会反复醒转。不主张夜间频繁看时间，判断自己是否睡着。在有些医院，睡眠专科医生会主动对患者进行认知行为治疗。研究资料显示，这种治疗方法对失眠的近期治疗效果和安眠药相仿，远期治疗效果甚至优于药物。

失眠症的治疗有多种方式，药物治疗并非唯一的选择。而且从长期疗效来看，也不是最有效的治疗方式。积极使用认知行为疗法是有效控制失眠的最佳方法。

（于　欢）

32.　"梦游"的患者一定会到处乱跑吗

梦游的患者不一定离床行走。梦游是非快速眼动睡眠期异态睡眠的一种，多见于儿童。睡眠期间出现不适当的行为表现，轻到出现类似翻身、伸展肢体的动作，重到下床站立、行走。只要多导睡眠监测证实这些行为发生于非快速眼动睡眠期，并排除癫痫发作，即可诊断为梦游。

人类的意识状态分为清醒、快速眼动睡眠（REM 睡眠）和非快速眼动睡眠（NREM 睡眠）三种。当上述不同意识阶段转换，出现不恰当的重叠时，即表现出异常的睡眠行为模式，医学上称为异态睡眠。如非快速动眼睡眠和清醒不恰当重叠时，出现以梦游为代表的一组睡眠疾病，患者脑电图表现为深度睡眠状态，而躯体骨骼肌活动活跃，出现类似清醒期的行为。和电影小说里描述的梦游不同，发作时患者常不会两手平举、闭目行走，而是表现得和白天相似，眼睛睁开，能避开室内外的障碍物，做出较为复杂的动作。只是发作时与周围环境"脱节"，如对答缓慢含糊，答非所问，行为怪异。因为非快速动眼睡眠主要出现在前半夜，所以发作最为密集的时间段是入睡后 1～2 小时。症状严重的患者也可以一个晚上发生多次，但第二天清晨，对自己的发作表现全然无知。

梦游是儿童期的常见病。根据文献报道，有 15%～40% 的儿童出现过梦游症状。在 3～10 岁的儿童中，9.2% 有频繁发作的梦游；11～12 岁的儿童中，7% 有频繁发作的梦游。随着年龄的增长发作逐渐减少，约 3/4 的患儿在青春期来临前后停止发作。仅 24% 的患儿 13 岁以后仍有发作，持续到成年阶段。所以梦游是一个预后较为乐观的疾病。

多数梦游儿童随着年龄增长，病情自行减轻或停止，家长注意发作情况的观察和睡眠环境的安全保护是关键。生活中，仅个别人发作特别频繁或者发作中行为具有伤害性，或有潜在危险，这些人需要使用药物治疗。

（于　欢）

33.　药物可以改变梦境吗

数年前热播的影片《盗梦空间》讲述了一个能够进入别人梦境的窃贼，为我们展示了一个多层次的梦境。影片中男主角科布擅长在人们精神脆弱的时候，潜入别人梦中，窃取潜意识中有价值的信息和秘密。在一次执行任务中，科布成功地将雇主的意念植入别人的梦境。在他完成任务与家人团聚时，用陀螺测试是否还在梦境中，电影突然结束，引人无限遐想。

可是，你知道吗，许多镇静催眠药物真的具有改变睡眠结构的作用。如果发明出检查梦境的仪器，我们就会看到药物不仅改变了睡眠结构而且改变了我们的梦境。

在临床睡眠障碍治疗中，我们发现发作性睡病患儿的梦境极为恐怖，夜间惊叫不断。而通过有效的治疗后，这些孩子的噩梦明显减少了，夜间不再有惊叫，甚至有孩子还在梦中笑得出声了。你说，这难道不是现实版的"盗梦空间"吗？

（吴惠涓）

34.　白天出现睡眠增多是疾病吗

16岁的小胖自去年3月份以来特别爱睡觉，开始还以为是学习太累的缘故，可调整作息后这种现象仍然存在，每天出现发作性睡眠三四次，每次持续10多分钟。只要睡意袭来，根本无法控制。睡醒后即恢复正常。情绪激动时还会出现手中物品落地、四肢无力等。小胖家人以为他得了怪病。

　　其实，小胖患的是一种被称为"发作性睡病"的睡眠障碍疾病。这种疾病常在青春期以前起病并持续终身，男女发病率均等，临床表现主要包括以下几点。

　　（1）睡眠增多，表现为突然出现不可抗拒的睡意，即刻打盹或睡眠，睡醒后感到头脑清晰，清醒数小时又再次发作。

　　（2）猝倒发作为发作性睡病的特征性表现，超过 3/4 的患者都会发生。表现为情绪激动时，尤其是大笑时肌肉突然无力。典型表现为头往下垂、身体前倾、手臂下垂、膝盖弯曲，严重者可跌倒，持续时间短，多在几分钟内缓解。民间常说的"笑得直不起腰来""气得瘫在地上"的人，可能是本病患者。发作时无意识和记忆力受损。

　　（3）夜间睡眠问题，主要表现为睡眠中容易醒来，肢体运动增多。较突出的问题包括：睡眠瘫痪和入睡期麻痹。前者是患者入睡或初醒期出现的一种恐怖体验，患者发现自己突然动弹不得、不能讲话、不能深呼吸或不能睁开眼睛，常同时伴有幻觉，感觉十分害怕。入睡前幻觉，指出现在睡眠和觉醒转换过程中的幻觉，常是不愉快的体验。约 70% 的患者可能在发病后体重显著增加，有许多孩子发病后体重增加了 10～15 千克，甚至更多。

　　（4）约有 1/3 的患者可能在貌似清醒的状态下做出一些古怪的或无意识的动作。这种行为与患者的清醒状态不断被"微小睡眠"打断有关，大多数不能回忆发作情况，易被误诊为癫痫。

特 别 提 醒

　　这个病的病因复杂，与遗传和环境因素有关，彻底治愈很困难。由于其复杂的临床表现，如猝倒发作和自动症等，易被误诊为癫痫。患者白天频繁小睡，显著干扰学习和工作，并且容易发生意外伤害。所以，此类疾病患者应及早就医，在医生指导下适当服用药物，控制症状，改善生活质量。此外，发作性睡病患者应避免从事驾驶、高空作业等危险性工作。

（吴惠涓）

35. 如何快速识别阻塞性睡眠呼吸暂停综合征

　　阻塞性睡眠呼吸暂停综合征（OSAS）的发病率很高，是心脑血管病、高血压病、高脂血症、糖尿病的危险因素。而到睡眠中心进行多导睡眠监测又怕麻烦。

这里推荐一张 STOP - Bang 量表（STOP - Bang 为检测项目的英语首字母组合），帮助打鼾的人 1 分钟快速识别阻塞性睡眠呼吸暂停综合征。

● STOP - Bang 量表

1. 你打鼾的声音大吗，比说话的声音大或者关上门都能听见 [Snore]？
2. 你白天感到疲劳、劳累或困倦吗 [Tired]？
3. 有人发现你睡眠中有呼吸暂停吗 [Observed stop breathing]？
4. 你有高血压吗 [High blood Pressure]？
5. 你的体重指数 [体重（千克）/身高（米）的平方] 大于 35 [BMI]？
6. 你的年龄大于 50 岁 [Age]？
7. 你的颈围超过 40 厘米 [Neck size]？
8. 你是男性 [Gender]？

评分方法：每个项目答"是"得 1 分。如果仅做前 4 项，得分相加≥2 分，则认为患有阻塞性睡眠呼吸暂停综合征的风险为高度；如果完整使用 STOP - Bang 问卷，总分≥3 分，则认为风险为高度。

（吴惠涓）

36. 休息或睡觉的时候老是腿难受是什么原因

休息或睡觉的时候出现腿部不适有多种原因，要具体情况具体分析。常见的几种原因包括以下几类：

（1）不宁腿综合征：主要表现为难以抑制的移动患肢的内在冲动，以下肢常见，伴有难以言表的不适感（如麻木、烧灼、胀痛或蚁走感等），休息或夜间睡眠时加重，活动后可减轻，有明显的昼夜差异性，严重影响睡眠质量。

（2）夜间腿肌痉挛：表现为夜间突发的下肢肌肉痉挛、肌肉扭结，持续数秒至数分钟可自行缓解，通过伸展腿部、站立、走动可使症状得到缓解，有明显的肌肉疼痛，而不是感觉异常，常可触及痉挛的肌肉。

（3）静坐不能：多由服用抗精神病药物引起，表现为患者想要通过移动全身来缓解不适，常同时伴有轻度椎体外系症状。没有明显的昼夜节律，很少影响睡眠。

（4）其他：静脉回流障碍、下肢水肿、关节炎、姿势不良、周围神经病变、脊髓病变等都可能出现休息或睡眠时下肢不适。

因此，出现反复休息或睡眠时下肢不适表现，需要详细全面地询问患者症状、诱发因素、持续时间、昼夜节律、缓解方式、体征表现、基础疾病、服药情况等，并进行必要的辅助检查以明确病因，对症治疗。

（吴云成）

37. 不宁腿综合征是帕金森病的先兆吗

不宁腿综合征不是帕金森病的先兆,不宁腿综合征与帕金森病是两种不同的疾病,两者之间存在一定的关联,但不存在必然的转化关系。

既往有研究显示,帕金森病患者合并不宁腿综合征的发病率显著高于普通人群。欧洲、北美洲的不宁腿综合征相对高发,亚洲人群不宁腿综合征发病率略低。但由于治疗帕金森病的多巴胺能药物可能对不宁腿综合征的发病产生影响,同时一部分帕金森病患者可能出现类似于局灶性静坐不能症状,易与不宁腿综合征症状混淆,导致这些研究高估了帕金森病合并不宁腿综合征的发生率。新近的几项研究对未接受药物治疗的帕金森病患者进行调查发现,帕金森病患者合并不宁腿综合征的发病率为 15.5%,比普通人群发病率高,但并不存在明显的统计学差异。

不宁腿综合征的病理机制尚不明确。目前多数认为,与脑内多巴胺能系统功能障碍有关,且由于治疗帕金森病的多巴胺能药物在不宁腿综合征早期治疗中显示明显的疗效,因此认为不宁腿综合征与帕金森病在病理机制上也可能存在一定关联。两者之间进一步的基因关联、病理和生理机制关联等正在研究,还没有一个非常确切的定论。

（吴云成）

38. 晚上睡觉时经常磨牙是什么原因

晚上睡觉时经常磨牙,从医学的角度来说,称为"睡眠相关性磨牙"。这是一种以夜间咀嚼肌节律性运动为特征的运动障碍,可引起牙齿磨损、头痛、颌面痛和颞下颌关节功能紊乱等。

在睡眠状态下,患者的磨牙声通常由旁人发现,表现为叩齿或口颌肌阵挛。患者可有牙齿切缘磨损,咬肌肥大,咬肌、颞肌、翼肌、胸锁乳突肌乳突端疼痛或压痛,颞下颌关节疼痛或压痛、功能障碍,牙齿对冷或热饮食、空气敏感。

睡眠相关性磨牙的病因尚不明确,包括心理因素(如生活压力、焦虑等)或过度的睡眠觉醒反应,可以为原发的功能失调,也可继发于神经系统疾病(如口腔迟发性运动障碍、下颌肌张力障碍、帕金森病、舞蹈病、面肌痉挛、癫痫、睡眠肌阵挛、脑卒中、痴呆等),有时与某些药物的使用或停用相关。

大部分患者儿童期发病，无明显性别差异，随着年龄增长症状逐渐减轻，少部分患者症状会持续存在。老年患者的睡眠相关性磨牙多与其他运动障碍病（如帕金森病、快眼动睡眠期行为障碍）和老年痴呆相关。

（吴云成）

39. 睡眠中出现手脚抽动是什么原因

睡眠中出现手脚抽动或抽痛是比较常见的现象，俗称"手脚抽筋"。在 65 岁以上老年人中，有一半的人有过夜间手脚抽筋的不舒服经历，其中女性多于男性。导致睡眠中手脚抽动的原因非常多，常见的原因有以下几类。

（1）周围血管病变，包括动脉、静脉、毛细血管、淋巴管的病变，导致局部循环不良。可以通过观察肢体血管、皮肤情况，进行超声或造影检查明确。

（2）关节病变，如关节炎、颈椎或腰椎病变等，症状发生部位与病变部位明显相关，可以通过影像学手段辅助诊断。

（3）内分泌因素，如甲亢、低血糖等，可以引起电解质、血糖等紊乱，导致肢体或全身的抽动等，可以通过验血明确。

（4）矿物质不足，如低钙、低镁等，导致神经电活动变化，从而引起肢体抽搐等，可以通过验血明确。

（5）神经系统病变，如癫痫、肌阵挛、运动神经元病、脊髓或周围神经病变等，可能导致肢体抽搐表现，通常病情较严重，发作形式相对刻板、部位相对固定，需要完善神经系统体格检查、辅助检查等以明确。

（6）睡眠相关运动障碍，如睡眠相关节律性运动障碍、周期性肢体运动障碍，发作与睡眠周期存在相关性，可以通过睡眠脑电监测等手段以明确。

（7）其他，如服用某些药物、环境温度改变、体温变化、情绪紧张等。

（吴云成）

40. 帕金森病患者为什么睡眠不好

帕金森病患者往往容易出现睡眠障碍，从而感觉睡眠不好。国外有研究发现，帕金森病患者伴发睡眠障碍的发生率为 42%～98%。帕金森病患者伴发睡眠障碍的主要形式包括：失眠、快速眼动睡眠期行为障碍、日间睡眠过多、睡眠发作等。

引起帕金森病患者睡眠障碍的因素很多，部分是与疾病本身或其症状相关，但也与患者年龄、其他并发症以及药物治疗等因素有关。可能的原因主要包括以下方面。

（1）疾病本身多巴胺能神经元丢失导致脑内递质失衡，影响睡眠中枢结构和睡眠相关递质平衡。

（2）夜间运动障碍，尤其是中晚期患者，易出现痛性痉挛、静坐不能、肌张力障碍、夜间冻结等，影响睡眠质量。

（3）睡眠期睡眠行为障碍，如周期性腿动、快动眼睡眠行为障碍等易导致失眠。

（4）抗帕金森病药物影响：大剂量多巴胺能药物或多巴胺受体激动剂可能导致失眠或诱导睡眠障碍、精神行为障碍。

（5）帕金森病相关精神症状：帕金森病患者易伴有抑郁、焦虑等精神症状，导致睡眠障碍。

（6）夜尿症状：帕金森病患者易出现尿路自主神经功能调节障碍，出现夜尿症、尿失禁等，也会干扰睡眠。

因此，要向患者、陪护人员详细了解过去及现在的睡眠状况、药物使用情况和有无相伴随的精神症状等，完善帕金森病患者的睡眠状态评估，进行必要的多导睡眠监测，判断和分析其睡眠障碍的主要类型及可能的病因，进而采取相应的治疗措施。

（吴云成）

41. 睡眠不足会使记忆力变差吗

小杰是一名重点高中的高二学生，最近两个月因为学习压力大，经常熬夜学习到凌晨1、2点，早上6点又要赶车去学校，每天睡眠时间不足5小时。第二天起床后总感觉头脑昏沉，无精打采，上课时常睡觉。更为严重的是他记忆力变得很差，注意力很难集中，对上课内容记忆不完整，考试成绩也明显下降。他和父母都非常担心，只得到睡眠门诊求助。

其实小杰的这些表现都是睡眠不足惹的祸。随着学习压力增大和高考临近，孩子们越来越习惯牺牲睡眠时间去应对作业与考试，可往往事与愿违，学习效率并没有提高。由于缺乏睡眠，导致注意力不集中、记忆力下降，白天头昏脑涨，脾气急躁，考试成绩反而每况愈下。不明缘由的家长或老师反而增加孩子的学习任务，如此恶性循环，实在可悲。

（吴惠涓）

肌电图与神经电图等

42. 肌电图检查对身体有伤害吗

肌电图是一项常用的临床检查，以观察和分析神经和肌肉的电活动，并判断周围神经系统（包括运动神经元、周围神经、神经肌肉接头和肌肉）功能是否正常。肌电图检查包括针极肌电图和神经传导两项，两者相辅相成，缺一不可。

针极肌电图是一项有创检查，需要将针插入肌肉中并记录肌肉的电活动，检查时患者会感到疼痛不适，甚至扎针处淤血，但短时间内可以完全恢复。神经传导检查所用的刺激器设计是恒流 0～100 毫安，患者会有"触电"样的不适感觉，尤其是刚开始几次刺激时。通常检查者会从低到高调整刺激量，这样患者就有一个适应的过程。

肌电图检查时患者会有些疼痛感，因此检查者会向患者讲清检查目的和方法，绝大部分患者都能耐受并合作。该项检查对神经或肌肉通常并不会造成损害，只是针电极检查后部分患者会有肌肉酸痛和肌酶暂时轻度升高，一般 48 小时后就会恢复正常。罕见的肌电图检查并发症包括感染、出血、气胸和电损伤。

（乔　凯）

43. 哪些情况需要做肌电图检查

肌电图实际上是一种定位检查手段，主要查的是支配四肢活动和皮肤感觉的外周神经和肌肉是否发生了病变，以及这个病变具体在神经和肌肉的哪个位点，比如是外周神经的根部、神经主干、末梢还是神经和肌肉交接点或者是肌肉本身的问题。但是需要注意的是，肌电图不能告诉你具体是什么原因造成的这种病变。

那么，哪些情况下得做个肌电图检查呢？单个肢体或者左右对称的肢体出现麻木、无力甚至肌肉萎缩，是肌电图检查的强烈指征。相反，当一侧上、下肢同时出现麻木无力时，首先要考虑的是中枢神经系统，特别是脑部的损害，这种时候首选肌电图检查的价值就远远不如脑部的影像学检查了。其次，当出现全身的肌肉酸痛、肌无力，无论是波动性的还是持久性的，都有必要进行肌电图检查，医生通过肌电图仪上特定的波形和声音来鉴别是神经的问题还是肌肉的问题。

还有一类特殊病变出现在神经与肌肉交接的地方，比如重症肌无力、肉毒素中毒以及一些肿瘤合并症，这类疾病也是做肌电图的指征。当然，车祸或者外伤导致上下肢损伤后需要鉴定，以及颈椎、腰椎手术前后，也是常见的进行肌电图检查的原因。但是中枢性损害，如脑梗死、脑出血等脑部病变需要伤残鉴定时，肌电图检查并不能提供很好的帮助。

特别提醒

需要指出的是，有时在疾病的急性期、早期或者稳定期，神经代偿功能良好时，肌电图结果可以正常，那么就有必要间隔一定时间后复查。

（董继宏）

44. 哪些情况不适合做肌电图检查

肌电图，有广义和狭义两种概念，一般情况下，医生所说的肌电图检查都是广义的概念，包括通过电流刺激进行的神经传导和神经电图检查，以及通过针电极插入肌肉获得的针电极肌电检查。当然，在肌电图室还有一些诱发电位检查。针对这些检查设备，有些肌电图检查的禁忌是一定要知道的。

首先，有强烈电恐惧的人是无法顺利配合神经传导和神经电图检查的。虽然检查所用电流一般在 10～30 毫安，电流脉冲的脉宽 0.2 毫秒，但有时根据检查的需要，所用电刺激的参数可高达 100 毫安电流和 1 毫秒脉宽，患者会有极大的不适。

其次，针电极插入任何一块肌肉后，都会多点检测肌电的波形和发出的声音，患者的主观感受是酸胀疼痛，拔针后可能有出血。因此有晕针、晕血等反射性晕厥的人，不适宜此项检查。

第三，安装心脏起搏器的患者也应慎做肌电图，但是如有其他金属植入物，除了运动诱发电位不能做以外，其他的肌电图和诱发电位并无禁忌。

第四，有明显的出血倾向的人，比如血小板减少、再生障碍性贫血、口服华法林等抗凝药物(甚至部分二联抗血小板治疗)的患者,可能拔针后会出血不止或者形成较大的皮下血肿。

以上都是肌电图的明确禁忌证。而一些严重的心肺疾病、呼吸衰竭的患者,最好进行病床旁移动肌电图检查,而不适宜到肌电图室等候检查。

(董继宏)

45. 做肌电图前后有哪些注意事项

肌电图检查前首先要有心理准备,肌电图检查会造成一定的不适。虽然肌电图通常检查四肢,但有时也会检查面部、头颈部或者躯干部位的某些肌肉,因此检查前要保持皮肤的清洁。建议患者在检查前一天的晚上洗头、洗澡,检查当天穿着保暖和宽松的衣裤,并且皮肤上不要涂抹含油脂的护肤品。

其次,肌电图检查并不需要空腹,相反,建议检查前,特别是预约在上午 10 点以后及下午 4 点以后的患者,应适当补充进食,以免检查过程中出现心悸、冷汗等低血糖反应。

进行检查时,患者应该配合检查医生和技师的询问和查体,尽量详细地告知病史,如有辅助检查,如颈椎、腰椎磁共振、血糖、肌酶等血液检查报告等也要同时携带,因为肌电图检查的过程本身也是个电生理的诊断过程,患者提供的资料越是详细,检查部位和方法选择的针对性也会越强。

肌电图是一项有创检查,虽然创伤比较小,绝大部分患者都可以耐受,但是如果检查过程中患者出现任何顾虑或不适都要及时与检查人员沟通,在检查人员的安抚下尽量配合完成,但是如有必要,检查人员有权暂停甚至终止检查。当然患者也有权要求终止检查。小部分患者在检查完成后出现局部青紫或肌肉酸胀疼痛,这些都是肌电图检查常见的,数天后可以缓解,不必太过紧张。

(董继宏)

46. 做肌电图检查痛吗

"听说肌电图检查很痛!""听说像过电一样!"那么肌电图检查到底有多痛呢?"像小针扎了一样""有点麻麻的过电的感觉""完全可以忍受"……这是绝大多数患者做完该项检查后的真实感受。

事实上,肌电图检查并不是很痛,检查中所用的针和电流量对人体是绝对安全的。大家害怕，多是口口相传、以讹传讹或是极个别痛觉敏感患者的夸大。肌电图可以有效地帮助我们判断是否有糖尿病周围神经病、吉兰巴雷综合征、肌萎缩侧索硬化症、肌炎和肌营养不良症等疾病。如果因"怕痛"而延误了病情诊治，才是真正应该担心的。

　　肌电图检查通常分为两个部分，第一部分是用微电流刺激神经进行观察，电刺激时可感受到一过性的麻木，患者一般都可承受；第二部分是用针电极插入肌肉，属于有创检查，针的粗细与注射针相仿，有一定疼痛感。但只要患者理解和配合检查，尽量放松肌肉，就能缩短检查时间，大大减轻痛苦。

（黄东雅）

47. 感觉肉在"跳"，是得了"渐冻人症"吗

　　"渐冻人症"医学上称肌萎缩侧索硬化症（ALS），是运动神经元病的一种。因为患者大脑、脑干和脊髓中运动神经细胞受损，表现为全身肌肉逐渐无力以至瘫痪（累及功能包括运动、说话、吞咽和呼吸），最终因呼吸衰竭而死亡，目前没有根本有效的治疗方法。

　　大家把身体如同被逐渐冻住一样的这种病症，称"渐冻人症"，近年来受到高度关注。由于早期症状轻微，易与其他疾病混淆，患者可能只是感到有一些无力、疲劳、肉"跳"等，其中"肌肉跳动"可能是该病较有特征的症状。许多人会非常担心和焦虑，往往奔走于各大医院、做尽各项检查、求诊于不同专家。

　　那么，到底什么方法可以有助于解惑呢？肌电图就是该病诊断过程一个非常重要的手段。第一部分通过小型电极在特定部位发送刺激至所检测的神经，同时在另一部位接收信号，根据所需时间测定传导速度判断是否有神经损伤。第二部分测试选定肌肉的电活动，采用很细的针插入到选定肌肉，并用它来"听"这些肌肉的电活动模式。这些检查完成后，有经验的神经科大夫就可以判断患者是否为肌萎缩侧索硬化。有时症状和检查结果并非都异常（尤其是在疾病的最早阶段），这种情况下，医生会建议患者随访，3个月后重复体检和肌电图检查。

（黄东雅）

48. 肌电图检查对手抖的诊断有什么帮助

　　手抖是非常多见的现象，症状有轻有重。有些患者自己没有察觉，而是被家

属或朋友发现手或头部不自觉抖动；有些患者却明显感觉在紧张状态或大庭广众之下出现"摇头""举杯晃动""开会发言时声颤"或"签字时手抖得厉害"。这些症状给许多人的生活和工作带来了无尽苦恼、尴尬和危害：当你出席聚会、端起酒杯，却因手抖洒落酒水时，便暗下决心下次再也不参加了；当你就坐于主席台，因注意力集中而头部不断左右摇动时，便急切期盼会议早点结束；当你自信满满，谈下合同准备签字时，却动作缓慢、字迹不能控制，无疑尴尬万分。

出现"抖动"时，除了尴尬不便，大家往往最担心的是得了帕金森病，控制不好的话，最终会瘫坐轮椅。其实引起抖动的原因很多，如帕金森病、原发性震颤、生理性震颤或心因性震颤等，患者往往到处就医，做了各种检查如磁共振、超声、验血等，最终还是没有定论。这种情况下，肌电图检查就能提供重要信息，如通过记录震颤的快慢(频率)、抖动的程度(幅度)以及负重后肌电图参数的改变情况，就能帮助我们判断手抖的病因，从而依据不同原因给予治疗。

（黄东雅）

49. 打"瘦腿针"后出现全身无力需要做肌电图吗

"瘦腿针"，专业名称为肉毒毒素，是一种生物制药，可以通过基因工程的方法大规模生产。由于它具有良好的神经阻断作用，在神经内科、眼科、整形科、美容外科十分常用。肉毒毒素注射到面颊、小腿等处，可以造成局部肌肉去神经支配，肌肉运动减少，使局部看上去瘦了。目前的使用剂量仅仅是其最大安全剂量的 1/100，所以十分安全。但是有一些无正规资质的从业人员，从非正规渠道购进剂量不确切的肉毒毒素，以及由于个体差异，使得有些人注射肉毒毒素后会出现全身乏力等不适症状，类似重症肌无力的表现。

临床表现上，肉毒毒素中毒潜伏期一般为 1～2 天，长者达 8～10 天，潜伏期越短，病情越重。以神经系统症状为主，初为全身软弱、疲乏、头痛、眩晕等，继而出现眼睑下垂、瞳孔扩大、复视、斜视及眼内外肌瘫痪；重症患者有吞咽、咀嚼、言语、呼吸等困难，声音嘶哑或失音、抬头困难、共济失调，极个别可能有生命危险。肉毒毒素中毒患者往往以视物不清、肌无力、吞咽困难等起病，急性病程，和重症肌无力以及吉兰-巴雷综合征难以鉴别。追问病史，往往有面部或腿部肉毒毒素注射史，结合肌电图、脑脊液化验及流行病学资料可考虑肉毒毒素中毒。

肉毒毒素中毒和重症肌无力的肌电图各有特征。重症肌无力多见于青年女性患者，可伴胸腺瘤，肌无力症状有晨轻暮重或波动，肌电图提示重复电刺激衰减明显。肉毒毒素中毒患者可有双睑下垂伴四肢近端无力，但否认症状波动及晨轻暮重，肌电图提示部分肌源性损害或突触前膜损害。吉兰-巴雷综合征的肌电图示神经传导速度减慢，脑脊液也有蛋白-细胞分离现象。

综上所述，打"瘦腿针"后出现全身无力，做肌电图可以辅助明确诊断。

（王晓平）

50. 做神经传导可以替代针极肌电图吗

针极肌电图将针电极插入被检肌来记录肌肉在放松和收缩状态下的电活动，从而分析肌肉是否功能正常抑或有肌源性（肌肉本身的病变）或神经源性（神经损伤造成的肌肉病变）损害。而神经传导用来评估远端和近端神经的传导功能，简单地说就是反应是否够快、够好。

针极肌电图和神经传导的关系是相辅相成，缺一不可的。比如在肌肉疾病中，除非远端肌肉出现萎缩，否则神经传导检查往往正常。此时如果不做针电极检查，那报告结论就会是正常的，造成漏诊。就算是神经的病变，单做神经传导也是不够的。因为即使发生运动神经轴索损害或是运动神经元病，其神经传导速度可以正常，而且复合肌肉动作电位波幅也可以正常。这是因为波幅是否下降与神经损害的严重程度有关。假如20％运动轴索发生变性，波幅从10毫伏下降到8毫伏，实际上还在正常范围之内，即使大于50％的轴索发生变性，通过慢性再支配，波幅可能也还在正常范围。而针极肌电图在诊断神经轴索损害时更为敏感，即使神经只有轻微损害，也可以发现异常。

既然针极肌电图在肌肉和神经的损害中都非常敏感，是否神经传导可以不做了呢？当然不是。如果神经发生了脱髓鞘的改变而没有轴索损害，针电极就发现不了问题，而神经传导可见传导速度的减慢。因此，对于肌电图检查而言，针电极和神经传导检查都是必须的。

（王晓平）

51. 应该到哪个科室做肌电图检查

医院里可能很多科室都有肌电图检查，比如神经内科、康复科、骨科和手外科等，而且检查项目也差不多，那到底应该到哪个科室去做肌电图检查呢？

疾病是非常复杂的，从病因来说涵盖了代谢性、免疫炎症性、遗传性、变性病、肿瘤性、血管性、中毒等多种。肌电图检查是临床检查的延伸，能够提供疾病的定位信息，从而为复杂的定性诊断提供线索，因此该检查对医生有较高的要求。首先必须具备神经解剖学和神经生理学的知识，包括肌肉和神经的体表投影，肌肉的神经支配和节段支配以及神经和肌肉纤维的兴奋特性，神经传导和神经肌接头传递的电活动变化等。其次，电诊断医师必须具有扎实的临床功底，了解各种疾病的临床和电生理改变特点，在检查过程中应用临床思维根据观察到的结果不断调整检查策略，最大限度寻找为临床提供帮助的信息。

从诊断的角度来看，神经内科的肌电图检查具有一定的优势。而手外科、骨科、康复科的肌电图更多注重于局部病变的神经功能状态，通常只要完成相应部分的检查即可，但是对功能和预后的评估却是其检查的重点。因此各个科室肌电图虽然手段相似，但工作的重点不同，没有好坏之分。一般来说什么科室开的申请单，就去什么科室的肌电图室做，除非医生有特别指定。

（王晓平）

52. 肌电图报告未见明显异常，还需要再去看病吗

肌电图报告正常或未见明显异常，并不一定代表患者没有病。首先，肌电图检查主要用于诊断周围神经系统的疾病，包括运动神经元病、神经根病、周围神经病、神经肌肉接头和肌肉病等。对于中枢神经系统的疾病，用肌电图的方法就不能诊断出来。如果患者有麻木无力等症状而肌电图上并没有什么发现，只能说患者的周围神经可能没有问题，而并不能排除患者存在中枢的病变。因此患者还是需要再去看门诊，临床医生会将所有的临床资料和其他检查结果如影像学检查等汇总分析，从而进行诊断。

此外，即使患有周围神经系统和肌肉的疾病，但是由于电生理检查本身的某些局限性和疾病的复杂性，检查结果也有可能正常，例如非常早期的或非常轻的周围神经病、某些代谢性肌病、单纯眼肌型的重症肌无力等。而且并不是所有神经和肌肉肌电图都能检查到，如某些细小的皮神经和深部的肌肉等。

如果遇到这种情况，临床医生也会结合其他检查来明确或排除疾病的可能，当然也有可能让患者隔一段时间后再进行一次肌电图随访。如果在开肌电图申请单时医生就告诉您，该项检查结果正常的话就不要来看了，那医生可能已经帮您排除了其他疾病的可能性，这种情况下拿到正常的肌电图检查报告，您就可以回家了。

（乔　凯）

53. 做肌电图检查时手脚冰凉会影响结果吗

评价神经肌肉传递功能的重复电刺激检查，可以说是一项特殊的神经传导检查。影响肌电图检查结果的因素很多，其中温度是很重要的一个。

温度是影响神经传导最重要的因素。低温会减慢神经传导，从而使传导速度减慢和潜伏期延长。例如，如果温度降低 1 ℃，正中神经和尺神经的远端潜伏期就会增加 0.3 毫秒。在生理范围内，神经传导速度随着温度的升高而呈线性增加。在 29～38 ℃ 的范围内，温度每增加 1 ℃，传导速度相应增加 5%，也就是对于 40～60 米/秒的正常传导速度来说，温度变化 1 ℃ 时传导速度会改变 2～3 米/秒。因此，温度降低会使本来正常的神经传导速度减慢甚至低于正常范围，其结果可能会被错误地诊断为周围神经病。温度对运动和感觉神经动作电位的波幅也有影响。波幅会随着温度的降低而升高，并存在线性关系。

温度降低对针电极检查也有影响，运动单位电位的时限和波幅会增加并伴有多相电位增多。此外，低温可以改善神经肌肉传递，使重复电刺激波幅递减的程度减轻甚至不出现递减现象，从而得到假阴性的结果。

因此，在做肌电图检查时应注意患者的肢体温度。检查室的温度应保持在 21～23 ℃ 甚至 26～28 ℃。同时用热敏电阻检测皮温，如果可达到 34 ℃ 或以上则提示肌肉温度接近 37 ℃，是检查的理想状态。如果皮温低于 32 ℃，可通过红外线照射或温水浸泡等方法来加热肢体。

（乔　凯）

54. 为什么觉得自己肌肉萎缩了，但肌电图没问题

许多患者因为自觉肌肉萎缩或肢体变细，来做肌电图。针极肌电图检查可以区分肌肉萎缩是神经病变引起的（神经源性）还是肌肉本身的病变引起的（肌源性），在肌电图报告中，医师会提示神经源性损害或肌源性损害。但是有些肌肉萎缩的患者肌电图报告却是正常的，这是为什么呢？其原因主要有以下两种。

首先患者并不是真的肌肉萎缩。比如有些中老年人尤其是女性因为大腿局部或臀部有个凹陷或"瘪下去了"，来做肌电图。其实这种情况属于局部脂肪萎缩，可能是脂肪重新分布造成的。此时肌电图检查肯定是正常的。

还有一种情况就是肌肉的费用性萎缩。虽然肌肉确实有萎缩但不是神经或

肌肉病变引起的，而是由于各种原因长久不用引起的。比如长期的一侧膝关节疼痛患者，患侧的大腿肌肉(股四头肌)就会因为不用或少用出现萎缩，表现为一侧大腿比另一侧细。长期瘫痪或卧床的患者也会出现肌肉的废用性萎缩；此外，长期营养不良也会导致肌肉容积变小，肢体变细。这些情况都不是肌肉神经病变引起的，肌电图检查自然不会有什么发现了。

因此，当患者只有自觉的"肌肉萎缩"、肢体变细而没有伴随的其他症状，如麻木、无力等，临床医生可能并不建议做肌电图检查。

（乔　凯）

55. 为什么左手有问题而右手也要做肌电图检查

针极肌电图是一项有创检查，做神经传导时也会有"触电"样的不适感，因此有些患者在检查时希望能少做就少做，往往会问：为什么好的一侧也要做？是否有过度医疗？其实在肌电图检查中，双侧检查是非常必要的。

首先，肌电图和神经传导检查结果正常与否除了要和正常人群中取得的正常值进行比较以外，还需要和健侧(即没有症状的一侧)进行比较以增加检查的敏感性。比如，有"左手麻"主诉的患者左侧正中神经感觉传导的波幅是 10 微伏，在正常范围之内(正常值为≥7 微伏)。

此时，如果右侧相同神经的波幅为 40 微伏，两侧的侧差在 50％以上，则说明虽然左侧的波幅在正常范围，但是该神经还是有病变的。双侧对比检测可以提高肌电图检查的阳性率，减少漏诊。但也不是所有神经肌肉都需要作双侧对照，检查医生会根据具体情况来判断。

其次，有很多时候神经和肌肉的病变会在双侧同时发生，由于其中一侧较重，因此患者只有一侧的症状。比如常见的腕管综合征，患者往往只有一只手麻木，而肌电图会发现另一侧也存在病变，只是略轻而已。甚至是只有上肢的症状，而肌电图医生也会依据疾病诊断思路对下肢也进行检查，从而发现可能的更为广泛的损害。

肌电图检查无固定的程序，视各个病例的具体情况而定。肌电图医生会根据病史和神经系统检查结果，制定合理的检查计划。患者需要做的是相信医生并积极配合。

（乔　凯）

56. 超声和磁共振检查能否替代肌电图

随着影像学技术的不断发展，超声和磁共振检查在神经肌肉疾病诊断中的应用越来越广泛。而且与传统的肌电图检查相比，影像学检查具有无创和无痛的优点，那么是否可以用影像学检查代替肌电图呢？答案是，目前还不行。

超声和磁共振检查主要观察神经肌肉的解剖和结构方面的异常，而肌电图则主要看神经肌肉的功能如何。两者所提供的信息不同，因此两者不是替代的关系，而是相互补充的关系。比如，肌电图检查可以将尺神经损害定位在肘部，但是无法得知损害的原因；如果配合超声检查，则可以明确局部的病变。如果是全身性的神经病变，肌电图检查则更有优越性。对于肌肉病变，影像学检查暂时还不能鉴别肌源性还是神经源性损害，而肌电图能轻松解决这个问题。此外，影像学检查还未能涉猎神经肌肉接头病变。

因此，对于诊断不明的患者，应该先行肌电图检查以明确病变的部位，如到底是运动神经元病、神经根病、周围神经病还是神经肌肉接头或肌肉病。如果是局部的神经病变，则可以通过超声或磁共振检查明确局部的解剖异常；如果是肌肉病变，也可以再行肌肉磁共振来看病损肌肉的分布。至少到目前，超声和磁共振检查还不能替代传统的肌电图和神经传导检查。

（乔　凯）

57. 糖尿病者腿痛为什么要做肌电图

隔壁王阿姨得糖尿病好几年了，虽然定时服用降糖药物，空腹血糖控制得也还挺理想，但是餐后血糖却总是忽高忽低。最近又出现了一个新问题，就是两条腿经常会一抽一抽地痛，好几次还像触电一样难受，走路也越来越慢，感觉腿很重，抬不起来。

事实上，王阿姨可能罹患了一种糖尿病最常见的并发症——糖尿病周围神经病变，即糖尿病患者出现与周围神经功能障碍相关的症状和（或）体征。王阿姨来医院后医生开具了肌电图检查,很快就明确了诊断,医生也及时给予了对症处理。

　　临床神经电生理检查包括肌电图(神经传导速度＋神经电图＋肌电图)、诱发电位(体感诱发电位、脑干听觉诱发电位、视觉诱发电位)、脑电图(脑电地形图)等,是诊断多发性硬化、周围神经病变、肌肉疾病、神经源性疾病、癫痫等的重要手段之一,至今仍很难被其他检测技术完全替代;而且在疾病的预后判断、疗效观察以及治疗等方面,越来越受到重视。

(詹　青)

58. 跷"二郎腿"与足下垂有什么关系

　　一个 14 岁的男孩,10 天前突然出现左脚朝上跷不起来,左小腿外侧麻木,一开始以为休息一下就会好,可是却越来越跷不起左脚,遂来就诊。初步体检提示"左腓总神经麻痹",但询问有无外伤、有无慢性病史、有无经常架着腿坐、有无类似情况发生及家人有无类似症状,都没有获得有价值的线索。此时男孩的妈妈说:"医生,会不会跟儿子拉二胡有关? 最近两个月刚换了一位严格的二胡老师,一拉就 2 小时。"看来问题出在这里! 我们仔细询问男孩拉二胡的姿势。他说拉二胡时习惯将左腿跷在右腿上,然后再把二胡放在左腿上,每天这样的姿势持续 2 小时左右。看来这就是本次发病的症结所在!

　　此时,肌电图检查也证实为左腓神经(小头下)部分损伤,于是我们明确告诉他的母亲,小孩此次发病与拉二胡姿势有关。如果避免长时间的这种跷"二郎腿"姿势,积极予以药物治疗,同时进行腓神经 B 超检查排除局部占位,孩子的病情应该会恢复。

　　腓总神经麻痹在神经内科和骨科比较常见,其主要表现为患腿酸乏无力,小腿前外侧麻木,患足及足趾不能背屈,出现足下垂,需高抬膝、髋关节,足向上甩,呈"跨阈步态"。其病因较多,常见的病因有:外伤致小腿上端骨折;局部的占位性病变,如胫腓关节的腱鞘囊肿、腓骨上端的肿瘤等;各种原因的压迫,如石膏固定、过久的两腿交叉(跷"二郎腿")而坐、跪或蹲位。有些病因难以预防,而有些病因却可以通过改变姿势而避免。腓总神经是周围神经，只要神经细胞的胞体仍完好，其神经纤维都有很强的再生能力，大部分能恢复。

（陈　燕）

59. 电脑族为什么容易手麻

今天诊查室来了一位高大帅气的小伙，一进来就说："医生，我的两个手指很麻，快帮我查查这是怎么了？"仔细询问后得知，麻木主要局限在小指及食指，没有外伤和慢性病史，只是最近喜欢到网吧，常常连续打电脑七八小时而保持屈肘的姿势。问完病史，已经初步断定他的手麻就是由于长时间打电脑导致的肘管综合征，接着通过肌电图的检查证实了这一诊断。我们告诉他：患病期间不要屈肘，尽量伸肘和积极营养神经治疗，应会好转。他听完这一番话后，如释重负地离开了。

肘管综合征是指尺神经在肘部尺神经沟处受压而产生的神经损伤病变，主要临床表现为小指及无名指尺侧感觉障碍，手部小肌肉无力、萎缩，以及前臂、手部的疼痛等，是临床上常见的嵌压性周围神经病之一。

肘管综合征的病因常为：骨损伤（包括风湿性关节炎、类风湿关节炎）；局部软组织肿块（如脂肪瘤、上皮囊肿、纤维瘤等）；先天的异常（如肘外翻）；某些长时间处于屈肘位操作的职业（如小提琴家、办公室伏案工作人员）等。治疗依据病因选择保守或手术治疗。

肘管综合征的发生与尺神经位置浅表易受压，及肘管的局部解剖结构密切相关。生理状态下，肘管容积的大小随肘关节的屈曲而不同，完全伸直时容积最大，尺神经较松弛；屈肘时肘管容积减小、压力升高，使尺神经及其滋养血管受压，致使神经缺血缺氧，长时间的屈肘将使神经受损引发肘管综合征。在日益依赖电脑工作的今天，长时间处于屈肘位是引起肘管综合征的主要原因，应引起电脑族的重视。

（陈　燕）

60. 什么是坐骨神经痛

坐骨神经痛是以坐骨神经分布区域疼痛为主的综合征，绝大多数为单侧。坐骨神经由腰 L4、L5 和骶 S1～S3 神经根组成，其下端分为胫神经和腓总神经，腓总神经又分为腓浅神经和腓深神经。疼痛常自腰部向一侧臀部、大腿后，腘窝、小腿外侧及足部放射，呈烧灼样或刀割样疼痛，咳嗽及用力时疼痛可加剧。为避免坐骨神经牵拉、受压，患者常取特殊的减痛姿势，如睡时卧向健侧，屈髋、屈膝。同时脊椎旁可有压痛和放射性疼痛，患肢小腿外侧和足背常有麻木及感觉减退。

坐骨神经痛按病因分为继发性和原发性，绝大多数是继发性坐骨神经痛，由于坐骨神经局部及周围结构的病变对坐骨神经的压迫与损害所致。按病损部位，则分"根性"和"干性"两种，"根性"坐骨神经痛病变位于椎管内，以腰 L4、L5 椎间盘突出多见，也可见于椎管内肿瘤、腰椎结核、腰骶神经根炎等。"干性"坐骨神经痛的病变主要是在椎管外坐骨神经行程上，病因有骶髂关节炎、骶髂关节错位(盆腔内肿瘤、妊娠子宫压迫)、臀部外伤及梨状肌综合征。

（蒋建明）

—— 专家简介 ——

蒋建明

蒋建明，海军军医大学附属长海医院神经内科教授、主任医师。擅长神经系统自身免疫性疾病、遗传病、脑血管病的诊治。

61. 大腿外侧皮肤麻木怎么办

大腿外侧皮肤麻木是临床常见的皮神经炎症状。多见于 20～50 岁较肥胖的男性。多为一侧受累，表现为大腿前外侧下 2/3 区感觉异常，如麻木、蚁行感、刺痛、烧灼感、发凉及沉重感等，以麻木最多见。体力劳动、站立过久时可加剧，休息后症状可缓解。是股外侧皮神经病变或受压、外伤所致。

股外侧皮神经炎又称感觉异常性股痛、Bernhardt 病、Roth 病，股外侧皮神经系纯感觉神经，发自腰丛，由 L2、L3 神经根前支组成，自腰大肌外缘伸出后，在腹股沟韧带下方的 3～5 厘米处进入皮下组织，分布于大腿外侧皮肤。部分正常人股外侧皮神经发自生殖股神经或股神经。在该神经行程中，如果由于受压、外伤等某种原因影响到股外侧皮神经时，即可能发生股外侧皮神经炎。通常为单侧性，慢性病程，时轻时重，常数月至多年不愈。

股外侧皮神经炎的治疗首先在于探明原发病并积极治疗原发病，解除对该神经的刺激，如治疗糖尿病、动脉硬化、中毒等，肥胖者减肥，嗜酒者戒酒。此外可对症治疗，给予 B 族维生素或糖皮质激素以营养神经，消除炎症。疼痛剧烈的，也可给予镇痛剂或局部封闭。

（蒋建明）

62. 肌电图如何诊断重症肌无力

重症肌无力由于神经肌肉接头传递障碍的病理生理特点，以及重复神经刺激肌电图的波幅变化，肌电图成为辅助诊断该病的有效工具。

重症肌无力发病的主要环节是神经-肌肉接头处突触后膜的乙酰胆碱受体减少。由于突触后皱褶扁平，量子反应减少，终板电位波幅逐渐下降，当终板电位降到阈值以下时，其波幅降低使得肌纤维收缩发生阻滞，最终导致复合肌肉动作电位递减反应。正常人给予小于 5 赫的低频刺激时，重复神经刺激肌电图波幅递减不超过 5％，一般以波幅递减＞15％作为诊断重症肌无力的指标。

63. 怎样检查和鉴别足下垂

足下垂是由于小腿前肌群和足背肌瘫痪所致，表现为足呈跖屈位且完全不能主动背屈。检查时患者坐位，两下肢自然悬垂，如足处于跖屈位且完全不能主动背屈与内、外翻，则为足下垂。由于足下垂，不能背屈，为避免足尖拖地，向前迈步时抬腿过高，脚悬起，落地时总是足尖先着地，如跨越门坎样。小腿前肌群和足背肌是由腓深神经支配，而腓深神经是由腓总神经和坐骨神经延续而来，所以坐骨神经或腓总神经的长期受压或病变，都可导致足下垂。由坐骨神经所致足下垂，足趾既不能背屈，也不能跖屈；而腓总神经所致足下垂，足趾可跖屈。据此可鉴别两者。

（蒋建明）

64.　慢性疲劳也是病吗

　　一位 19 岁的女性患者来我科室进行肌电图的检查。该患者口述：近四五年来每天都会觉得非常疲倦，平常稍微拿点东西就会觉得手无力，为此她到很多医院就诊，但所有检查结果都是正常的。很多医生由此诊断她"没病"，以至于家人和朋友都觉得她是在"装病"。最近她从老家来到我院神经内科就诊，神经内科医生查体后并未发现任何的阳性体征，于是为她开具了肌电图检查申请。在肌电图室查体时，我们发现她肌肉疲劳试验阳性，通过重复神经电刺激的检测明确诊断她的神经肌肉接头存在传递障碍，追问病史肌无力存在"晨轻暮重"。至此诊断明确——重症肌无力。

　　重复神经电刺激(RNS)检查对神经肌肉接头病变的诊断有肯定的意义，如重症肌无力、肌无力综合征(LEMS)、肉毒毒素中毒等，重复神经电刺激是不可缺少的检查之一。

　　事实证明，神经电生理检查并非纯粹的辅助检查，对于某些疾病更是起着决定性的诊断作用。所以，医生在接收患者时应根据患者的病情多方面考虑病因，作出正确的诊断方案和治疗措施。

（姜栋琴　陈　燕）

65.　脑卒中后手拿东西不利索，能康复吗

　　上肢和手的运动障碍是脑卒中患者常见的后遗症之一，在发病初期，有69％～80％的患者有上肢和手功能障碍；发病 3 个月后，约有 37％的患者手部抓握、伸展动作控制不精确；发病患者中最后只有大约 12％的患者手部功能有较良好的恢复。

　　目前手康复的方法有：物理治疗、作业治疗及运动治疗、基于现代信息技术的生物反馈训练系统。物理治疗在脑卒中早期即可开展，治疗方法包括冷疗法、

电刺激疗法、重复经颅磁刺激。作业治疗及运动治疗是患手功能康复的重要组成部分。康复训练不断输入感觉运动刺激，反复刺激中枢，通过潜伏通路和突触的启用、轴突长芽等方式，使大脑功能重组，神经支配在一定程度上得以恢复。脑卒中后患手的运动和作业治疗的总体流程和肢体训练方法相似，早期以被动的关节活动和按摩为主，功能恢复期以主动的手功能训练和生活能力训练为主。

基于现代信息技术的生物反馈训练系统是一种新兴的康复训练模式，对认知正常的患者，智能运动反馈训练系统训练配合常规康复训练，可明显促进脑卒中偏瘫患者手功能的恢复。这种康复训练模式既可改善受限关节活动范围，提高肌力，改善手指协调性，又可不断刺激肢体的关节位置觉，促进运动感觉恢复，进而使患者进食、洗漱、穿脱衣物等日常生活能力得以提高。另外，蜡疗、针灸、佩戴防止手痉挛的辅具对手康复也有积极的作用。

（詹　青　王勤鹰）

66. 帕金森病什么时候开始康复训练好

时至今日，帕金森病仍然为一种不可治愈的疾病。除了药物治疗，帕金森病的康复治疗近年也被认识到是一种有效的辅助治疗方法。尽早进行康复训练，能显著提高帕金森病患者的生活质量和延长生存时间。

帕金森病患者由于平衡功能下降、肌张力异常以及运动控制能力异常等因素，下肢的运动功能及步行能力受到严重影响。帕金森病的常规康复训练主要是四肢肌力强化、核心肌群力量训练、转身训练、重心转移等。具体来说，改善患者下肢功能的运动康复方法有神经生理促进技术为主的常规康复运动功能训练、减重支持系统训练、平衡协调训练、功能性电刺激、肌电生物反馈、步态训练、物理疗法等康复措施。改善肌张力异常以及运动控制能力的康复方法，主要包括抑制痉挛模式的被动训练，如肌力训练、坐站训练、转移训练、平衡协调训练及步行训练等综合康复训练。有条件的医院还可进行视觉反馈系统及康复机器人辅助步行训练。

这些康复训练不仅改善了患者的运动症状，同时对减轻患者的非运动症状（缓解抑郁、改善睡眠）也有明显的效果。帕金森病患者开始时可在康复师指导下训练，每次 45 分钟，每日 1 次。3～5 周后可在社区、家庭进行维持训练，每次训练 45 分钟，每日 1 次。太极拳、针灸等对帕金森病的症状改善也有非常好的效果。

　　帕金森病患者明确诊断后即可每日坚持康复锻炼，有助于维持和改善运动能力，缓解患者的抑郁情绪，提高患者的生活自理能力，并能延长药物的有效期。

（詹　青　王勤鹰）

精｜神｜障｜碍

67. 精神病和神经病是不是一回事

在非专业领域中，神经病通常与精神病相混淆。医学上，神经病特指周围神经疾病，以往也称神经炎，是一类周围神经系统发生的器质性疾病。精神病，或精神障碍，是以临床显著的个体认知、情感调节或行为紊乱为特征的一种综合征，反映了个体心理、生理、发育过程中相关的精神功能障碍。例如，孤独症、抑郁症、强迫症和精神分裂症等，就属于常见精神障碍。

（唐莺莹）

—— 专家简介 ——

唐莺莹

唐莺莹，博士，上海市精神卫生中心副研究员，硕士生导师。擅长精神疾病（精神分裂症、抑郁症等）的脑电生理特征诊断，以及物理治疗技术在精神疾病中的临床应用。

68. 脑电图对诊断精神障碍有什么用

脑电图是精神障碍诊断时经常会进行的一种脑功能检查，安全而没有痛苦。少部分疾病如发作性睡眠等，可以根据脑电图表现直接作出诊断。更多情形下，脑电图还不能用来直接判断患者是否有某种特异性精神障碍，例如抑郁症或精神分裂症等。但是，它对判断患者是否存在导致精神症状的脑器质性病变有较大帮助。

（唐莺莹）

69. 得了抑郁症可以不吃药吗

得了抑郁症，医生往往会开出抗抑郁药进行治疗。部分患者可能很担心药物不良反应或因身体原因不能接受药物治疗。对于这部分患者,目前还有心理治疗和物理治疗可以选择。尤其是新一代物理治疗,如重复经颅磁刺激治疗,安全无创,疗效明显,是抑郁症的非药物治疗方法。

(唐莺莹)

70. 长期吃精神科药物会成瘾吗

不少精神障碍患者一旦明确诊断后,往往需要较长时间接受药物治疗。不少患者担心长期服用这一类药物会成瘾或依赖。其实,常见的抗抑郁药物、抗精神病药物,长期服用并不会出现成瘾或依赖。之所以需要长期服用,主要是基于巩固疗效和预防复发的目的。少数精神类药物,例如安定类的安眠药物,确实有依赖或成瘾现象,但只要是根据医嘱以适当剂量服用一段时间,成瘾或依赖风险也不大。

(唐莺莹)

71. 电抽搐治疗安全吗

对于部分病情很严重或药物治疗效果不理想的精神障碍患者,医师会推荐电抽搐治疗,它通过电刺激诱发患者出现抽搐,从而达到治疗目的。虽然疗效机制还没有完全阐明,但它确实是一种有效治疗方法,而且很安全,安全性在药物治疗以上。另外,现代电抽搐治疗时,会给患者使用镇静剂和肌松剂等,患者完全没有痛苦体验。

(唐莺莹)

72. 如何区别抑郁症和焦虑症

抑郁症,以心境低落或快感缺乏为主,严重时还会对未来绝望、想死。焦虑症,以紧张、担心、恐惧和烦躁不安为主,很希望活得更好。但有时两者很难区分,例如一个很焦虑的患者,可以很痛苦,痛不欲生。医师也经常会用焦虑抑郁状态来描述。治疗方面,不少药物同时具有抗抑郁和抗焦虑效果。

(唐莺莹)

CHAPTER THREE

3

微辞典

以下为本书中及临床电生理检查中常涉及的一些专业名词的简单解释，方便读者快速阅读、理解。

1. 脑电图

脑电图是通过精密的电子仪器，从头皮上将脑部的自发性生物电位加以放大记录而获得的图形，是通过电极记录下来的脑细胞群的自发性、节律性电活动。包括常规脑电图、动态脑电图监测、视频脑电图监测。

（朱国行）

2. 视频脑电图

视频脑电图就是脑电图和视频的结合。根据脑电图的导联数，也可以分为 32 导视频脑电图、64 导视频脑电图和 128 导视频脑电图等，根据需要还可以很容易地制作更多导联数的视频脑电图。根据摄像头数量的多少，也可以分为单摄像头视频脑电图和双摄像头视频脑电图。

（丁　晶）

3. 脑磁图

脑磁图是一种无创探测大脑电磁生理信号的检测技术，由磁场屏蔽室（MSR）、杜瓦装置、信号分析处理系统组成。人的颅脑周围存在很微弱的磁场，脑磁图通过建立一个严密的电磁场屏蔽室，将受检者的头部置于敏感的超冷电磁测定器中，可测出颅脑的极微弱的脑磁波，记录下来形成图形。脑磁图反映脑的磁场变化，与脑电图反映脑的电场变化不同。脑磁图对脑部损伤的定位诊断比脑电图更为准确，且不受颅骨的影响，图像清晰易辨，可与脑电图结合，互补不足，为诊断发挥更好的作用。

（邓钰蕾）

4. 定量脑电图

定量脑电图是用数学公式或统计学比较等方法来分析脑电图的统称，也就是利用计算机技术对原始脑电图信号分析处理后，将脑电波形转化成为直观、简单的数字或图像数据。定量脑电图克服了传统脑电图目测分析法的主观性，使脑电信号可以用定量数学进行表达和客观的分析，临床上主要应用于癫痫、脑血管病变、脑病以及精神系统疾病的诊断和鉴别诊断。然而定量脑电图在临床应用中也有一定的局限性，如原始脑电信号失真、不能自动识别伪差、个体差异大等。因此定量脑电图分析必须在常规脑电图的基础上，选择基于不同目的的定量脑电图分析技术，提高脑电图的诊断水平。

（周渊峰）

5. 高度失律

高度失律是脑电图高度节律失调的简称，表现为在持续弥漫性不规则高波幅慢波中夹杂各种杂乱、不同步、不对称的棘波、尖波和多棘波，可在醒或睡各期持续存在，也可仅在睡眠期更突出。高度失律反映了大脑整体皮质调节功能的紊乱和无序性，缺乏正常脑电活动，因此高度失律既可以看作是癫痫样放电，也可以看作是异常的背景活动。高度失律主要见于婴儿期起病的癫痫性脑病，如婴儿痉挛、早期肌阵挛脑病等。

（周渊峰）

6. 癫痫样放电

在正常人的大脑中，神经细胞依靠电活动传递各种信号，这样人体的各种生理功能如感知、运动和记忆等才得以维持。在病理情况下，某些脑部神经元过度兴奋并异常放电，这种异常放电可引起发作性运动、感觉、意识、精神和自主神经系统功能异常的癫痫发作症状。由于这种异常放电可在人的脑电图上记录到，因而称之为癫痫样放电。但是，某些情况下在脑电图上记录到癫痫样放电并不一定能诊断为癫痫，必须结合临床症状。

（丁　晶）

7. 蝶骨电极

在临床上怀疑为"癫痫"的患者中，通常会进行头皮脑电图检测。但是，普通的头皮电极只能记录到其邻近的颅骨下大脑皮层的电位，对于位于大脑深部起源的癫痫样放电，由于普通头皮电极距离其放电部位很远，不能记录到放电或不能准确反映放电的部位。蝶骨电极是为记录颞叶前下方电位而选择的一种特殊电极。检查前将套管针由颧骨弓的下颌切迹处垂直刺入 4～5 厘米，然后拔出套管针而将银丝导线留于组织中，可留置数日作为长时间监测用。对于短时间检测的，也可使用国产毫针代替套管针以减少费用。蝶骨电极记录对于诊断颞叶癫痫有十分重要的临床价值。

（丁　晶）

8. 诱发试验

诱发试验，是指通过生理或非生理性的方式诱发出异常脑电波（如棘波、棘-慢复合波、尖波等）。常规的诱发试验有睁/闭眼试验、过度换气试验和闪光刺激，通过诱发试验以发现有诊断意义的脑电改变。

（陈　燕）

9. 周期性一侧癫痫样放电

周期性一侧癫痫样放电，指癫痫样放电（棘波、棘-慢复合波、尖波、多棘波等）每间隔 1～2 秒周期性反复出现在一侧局部或一侧大脑半球。引起周期性一侧癫痫样放电的常见病因，为单纯疱疹病毒性脑炎、缺氧缺血性脑病、代谢中毒性脑病等。

（陈　燕）

10. 脑电静息

又称无脑电活动，是指在头皮所有部位记录不到可确认的脑源性自发或诱发性电活动。无脑电活动表面大脑皮层功能丧失，80％的临床脑死亡者脑电图显示为持续脑电静息，但伴有脑电静息的脑损伤并非都是持续、不可逆的。在某些情况下，如大剂量中枢镇静药物中毒也可出现持续数分钟的脑电静息，此时仍有恢复的可能（如持续时间长则恢复的可能性很小）。体温 24～32.3 ℃时可出现脑电静息状态，但如没有其他合并症，在一定时间内仍有逆转的可能。休克时脑灌注压降低可引起脑电静息,随着血压恢复,脑电活动也可逐渐恢复。严重代谢和内分泌病变也可引起或加重脑电静息,包括电解质紊乱、酸碱平衡失调、重要器官因严重低灌注而导致的功能衰竭。

（杜　鹏）

11. 爆发抑制

爆发抑制是一种严重的异常脑电图表现,表现为高波幅的爆发性活动与低电压或电抑制状态交替出现,或者在持续低电压背景上间断出现爆发性活动。爆发性成分主要为高波幅的 θ 波或 δ 波,有时复合更快的棘波、尖波,持续 0.5～1 秒,爆发之间为持续 5～20 秒以上的低电压或电抑制期,波幅低于 5～10 微伏。爆发抑制提示大脑皮质和皮质下广泛损伤或抑制,常见于严重的缺氧缺血性脑病、婴儿癫痫性脑病、麻醉状态以及使用大量中枢抑制性药物后。

（陈英辉）

12. 脑电地形图

脑电地形图指在脑电图基础上,将脑电信号输入电脑内进行再处理,将脑电模拟信号转换为数字信号,处理成为脑电功率谱,按照不同的频段进行分类,依功率的大小分级,最终使模拟的脑电波信息转化为可以定量和定位的彩色脑波图像,客观地反映各部位电位变化的空间分布状态。与传统脑电图比较,脑电地形图能够发现更细微的脑电异常,阳性率较高,而且病变部位直观醒目,定位比较准确。但计算机目前尚不能识别各种伪迹和痫样放电波,因此有较大的局限性,需与常规脑电图相互配合才能提高诊断效果。

（陈英辉）

13. 长程视频脑电图临床使用

长程视频脑电图临床使用(VEEG)就是脑电图和摄像系统结合,可以在看脑电图的同时,观看患者发作时的同步录像,大大提高了对癫痫发作事件的认识，也可以比较容易地剔除伪差的干扰。临床应用意义在于：确定发作性事件的性质是癫痫发作还是由于其他原因所致的非癫痫性事件，是什么类型的癫痫发作，符合哪一种癫痫综合征，寻找癫痫患者突然认知功能倒退的原因，确定发作起源的部位，评估患者有无癫痫外科的适应证，估计首次癫痫发作后再次发作的可能性，估计停用抗癫痫药物后癫痫复发的风险。基于以上原因，患者及家属必须遵医嘱定期复查常规脑电图，甚至长程视频脑电图。

（陈　敏）

14. 失眠症

在睡眠条件充足的前提下，反复出现入睡困难，睡眠维持困难或者早醒等症状，并因此引起白天的各种躯体和精神不适症状，每周发生的频率超过 3 个晚上者即为失眠症。根据失眠症持续存在的时间分为慢性失眠症（症状持续 3 个月或以上）和短期失眠症（症状持续不到 3 个月）。

（于　欢）

15. 失眠的认知行为治疗

认知行为治疗（CBT－I）是一种通过改变患者的负性观念、不良态度和行为习惯，代之以健康的观念、正确的情感应对方式和行为模式，以达到改变疾病状态的治疗方法。失眠的认知行为治疗（CBT－I）主要针对导致失眠长期维持的因素进行干预。包括健康的睡眠卫生习惯教育、正确睡眠理念的建立、改变不恰当的睡眠行为以减少自主唤醒和认知唤醒，以及一些放松减压技巧的培训等内容。

（于　欢）

16. 非快速眼动睡眠

人类睡眠存在两种类型，即非快速眼动睡眠（NREM）和快速眼动睡眠（REM）。非快速眼动睡眠占整晚睡眠时间的 75%，它由浅入深分为 3 个期，分别为 N1 期、N2 期和 N3 期，代表了浅睡眠、中等睡眠和深睡眠。其中 N1 期约占

5％,N2 期占 50％,N3 期占 20％。

（于　欢）

17. 快速眼动睡眠

快速眼动睡眠简称快眼动睡眠(REM),又称快波睡眠或异相睡眠(PS),在整夜睡眠中占据约 25％的时间。快速眼动睡眠脑电活动的特征与觉醒期相似,但是肌肉呈现最放松的状态。将患者从快速眼动睡眠期唤醒,绝大多数患者处于做梦的状态,故又称为"做梦期睡眠"。

（于　欢）

18. 入睡期快速眼动睡眠

这是一种异常的睡眠进程,定义是入睡后 15 分钟内出现快速眼动期睡眠。健康成人的夜间睡眠通常起始于非快速眼动睡眠,然后由浅入深由 N1、N2 进入 N3 期,然后进入快速眼动睡眠。在发作性睡病和其他睡眠破坏的疾病中,可见到入睡期快速眼动睡眠现象,反映了睡眠内在结构的紊乱。

（吴惠涓）

19. 异态睡眠

是指在入睡期、睡眠中、不同睡眠阶段转换时和睡眠觉醒时发生的不自主的异常行为和体验。它可以出现于非快速眼动睡眠期,称非快速眼动期异态睡眠,代表疾病有:睡行症、夜惊症和睡眠相关进食障碍等;也可以发生于快速眼动睡眠期,称快速眼动睡眠期异态睡眠,常见的有快速眼动睡眠期行为障碍(RBD)、反复孤立性睡瘫和梦魇等。

（于　欢）

20. 睡眠效率

睡眠效率是指整夜睡眠之间占整夜卧床时间的百分比。可以用公式:睡眠效率％＝整夜睡眠时间/整夜卧床时间×100％来表示。进行多导睡眠监测时可以用以下公式来计算:睡眠效率％＝(N1＋N2＋N3＋REM)/整夜卧床时间×100％来表示。正常情况下,睡眠效率应达到90％以上。

（于　欢）

21. 多次睡眠潜伏期试验

这是一项客观性评估白天思睡程度的检查,全名为多次睡眠潜伏期试验(MSLT)。患者需要在白天进行4～5次睡眠检查,每次检查间隔2小时。医生通过脑电-眼电-肌电等生物信号分析睡眠结构,计算检查者的平均睡眠潜伏期和入睡始发快速眼动期睡眠的现象。这项检查还是目前诊断发作性睡病的标准之一。发作性睡病的多次睡眠潜伏期试验诊断标准:平均睡眠潜伏时间<8分钟,以及≥2次出现入睡期快眼动睡眠现象。

（吴惠涓）

22. 睡眠呼吸暂停低通气指数

在诊断睡眠呼吸暂停低通气综合征(OSAHS)时,医生会非常重视睡眠呼吸暂停低通气指数(AHI)。成人睡眠呼吸暂停的定义为口鼻气流停止≥10秒;而低通气的定义为口鼻气流下降30％以上,动脉血氧饱和度下降4％以上,持续时间≥10秒。如果患者睡眠时反复出现呼吸暂停或低通气事件,整晚超过30次,或每小时超过5次,临床医师即可诊断患有阻塞性睡眠呼吸暂停综合征(OSAS)。

（吴惠涓）

23. 爱泼沃斯思睡量表

爱泼沃斯思睡量表(ESS)是目前广泛应用的评估患者白天思睡程度的量表。该表是1991年由澳大利亚墨尔本市的默里·约翰斯(Murray Johns)医生在Epworth医院首创,从日常生活角度对思睡进行分级,让受试者评价自己在不同环境和时期的睡眠的可能性。爱泼沃斯思睡量表有8个项目,总分24分。评分>10分即认为存在白天思睡。

（吴惠涓）

24. 脑死亡

脑死亡即包括脑干在内全脑功能完全、不可逆转地停止，而不管脊髓和心脏功能是否存在。或者定义为脑细胞广泛、永久地丧失了全部功能，范围涉及大脑、小脑、脑桥和延髓。即发生全脑死亡后，虽心跳尚存，但脑复苏已不可能，个体死亡已经发生且不可避免。脑死亡等同于人的死亡，就是生物学死亡。脑死亡有别于"植物人"，"植物人"脑干功能存在，昏迷只是由于大脑皮层受到严重损害或处于突然抑制状态，可以有自主呼吸、心跳和脑干反应，而脑死亡则无自主呼吸，是永久、不可逆性的。

（吴惠涓）

25. 生物钟

生物钟是指生物形成并且保持 24 小时为周期的节律，最主要的是受到地球自转产生的昼夜明暗变化的影响。当生物使这种节律变成自身的固有节律之后，生物本身就好像有感知时间的能力了，或者说在生物体内建立了一个钟，专门负责从时间上调节机体生理功能的职责。这个机制被形象地称为"生物钟"。

（彭　华）

26. 昼夜节律

地球物理环境的变化对于机体最为常见的影响，是地球自转形成的昼夜变化引起生物体内生理活动发生节律性变化。生物体这种与自然昼夜交替大致同步的生理活动周期性的改变，称为昼夜节律。

（彭　华）

27. 睡眠时相

正常睡眠是由两个交替出现的不同时相组成：一个时相称为慢波睡眠，又称非快速眼动睡眠；另一个时相称为快波睡眠，又称快速眼动睡眠。睡眠过程中两个时相的睡眠相互交替,成人进入睡眠后,首先是慢波睡眠,持续 80～120 分钟后转入快波睡眠,维持 20～30 分钟后,又转入慢波睡眠;整个睡眠过程中有 4～5 次交替。

(彭　华)

28. 不宁腿综合征

不宁腿综合征(RLS)是一种常见的神经系统感觉运动障碍性疾病。主要表现为夜间睡眠时或处于安静状态时,双下肢出现极度的不适感,迫使患者不停地活动下肢或下地行走,在患者返回到休息状态时症状常常会再次出现,因而严重干扰患者的睡眠。其确切机制不详,目前认为中枢神经系统多巴胺能异常和遗传因素是发病的主要机制。

(吴云成)

29. 周期性肢体运动障碍

周期性肢体运动障碍(PLMD)是指在睡眠时出现的周期性、反复发作的、高度刻板的肢体运动所导致的睡眠障碍,且这些运动症状不是继发于其他疾病。由于其活动较常出现在下肢,通常被称为"周期性腿动"。多导睡眠监测是本病的关键性诊断项目。

(吴云成)

30. 匹兹堡睡眠质量指数

匹兹堡睡眠质量指数(PSQI)是美国匹兹堡大学精神科医生布伊塞(Buysse)博士等人于 1989 年编制的。该量表适用于睡眠障碍患者、精神障碍患者评价睡眠质量,同时也适用于一般人睡眠质量的评估。

PSQI 用于评定被试者最近 1 个月的睡眠质量,总分范围为 0～21,得分越高,表示睡眠质量越差。被试者完成试卷需要 5～10 分钟。

(吴云成)

31. 重复神经电刺激

重复神经电刺激(RNS)是最常用的检查神经肌肉传递障碍的电生理方法。通过给予运动神经以一定频率的重复刺激,可在其支配的肌肉上记录到一连串的复合肌肉动作电位(CMAP),分析其波幅和面积的变化有助于诊断神经肌肉接头病。重复神经电刺激包括 2～5 赫的低频刺激和 20～50 赫的高频刺激。低频刺激波幅降低超过 10% 为异常。高频刺激波幅增高超过 100% 为异常。低频衰减现象多见于重症肌无力患者以及其他神经肌肉接头功能障碍性疾病。此外,肌萎缩侧索硬化、脊髓灰质炎和其他一些破坏运动神经元的疾病也可见低频衰减。高频递增多见于突触前膜由于钙通道异常导致乙酰胆碱释放减少引起的肌无力综合征。

(乔　凯)

32. 针极肌电图

针极肌电图是将针电极插入被检肌来记录肌肉在放松和收缩状态下的电活动,从而分析其生理或病理生理状态的一种检查方法。接受针电极检查的患者多会有肌肉酸胀和疼痛的感觉。相比表面肌电图,针极肌电图在临床的应用更为广泛。

(乔　凯)

33. 神经传导速度

神经传导速度测定主要是(神经)肌电图中用于评定周围神经传导功能的一项诊断技术,一般用电方波在神经干的远近两端进行超强刺激,在所支配的肌肉上分别记录这两次刺激所产生的反应。用于各种原因的周围神经病的诊断和鉴别诊断,能够发现周围神经病的亚临床病灶,能区分是轴索损害还是髓鞘脱失;结合肌电图可以鉴别前角细胞、神经根、周围神经及肌源性损害等。

(王晓平)

34. 复合肌肉动作电位

电刺激某根运动神经后,该神经支配的某块肌肉中的肌纤维被兴奋,每根被兴奋的肌纤维都会产生一个电反应,通过肌电图设备可以获得所有兴奋肌纤维的复合电反应,称为肌肉复合动作电位(CMAP)。随着对这根神经的电刺激量增大,被兴奋的肌纤维逐步增多,直至所有肌纤维都兴奋,即可获得这块肌肉的最大电反应,通常以毫伏为计量单位。这个电反应的降低,反映了运动神经损害或者是肌肉本身损害。但是造成这些损害的具体原因还需要针极肌电图配合检查。

(乔　凯)

35. 失神经电位

通常所说的失神经电位是指肌纤维颤动电位(简称纤颤电位)和正相锐波(简称正锐波),前者是二相或三相短时限电位,一般在神经损伤 2～4 周后出现,代表了单个肌纤维在失去了神经支配后的自主活动;后者是失去神经支配时肌肉出现的另一种自发电位,以正向起始锐波后跟随一个时间稍长的负向缓波为特征,其病理意义与纤颤电位相似。

(董继宏)

36. 束颤电位

束颤电位指在安静的时候出现单个或部分运动单位电位支配肌纤维的自发放电,波形与正常的运动单位电位类似,见于神经源性损害。复合束颤电位是病变运动单位所属肌纤维群不自主收缩所产生、呈多相波形,为病理性,见于慢性前角细胞病变、神经根或周围神经刺激性或压迫性损害。偶见于肌病。

(王晓平)

37. 肌强直电位

在肌电图检查中,肌强直电位是最具特征性的一种电位,与安静时肌膜氯离子通透性减小有关,多见于肌肉自主收缩或受机械刺激后。一次肌强直放电可持续数秒至数分钟,放电过程中波幅和频率逐渐衰减,扩音器可传出"飞机俯冲或摩托车减速"样声音。肌强直电位多见于各种非萎缩性肌强直和萎缩性肌强直。

(黄东雅)

38. 运动单位电位

运动单位电位(MUAP)指用针电极记录肌肉轻收缩状态下的一种肌电活动,是单个前角细胞支配的所有肌纤维同步放电的总和。不同损害下运动单位电位表现各异:如神经源性损害时,运动单位电位时限增宽、波幅增高及多相波百分比增高,见于脊髓前角细胞病变、神经根病变、神经丛和周围神经病等;肌源性损害时,运动单位电位时限缩短、波幅降低及多相波百分比增高,见于进行性肌营养不良、炎性肌病和其他原因所致的肌病。

(黄东雅)

39. 震颤分析

震颤是神经科常见症状之一,是许多疾病和综合征的首发表现,早期难以鉴别,其发病机制不明,有生理性震颤(周围性)和病理性震颤(中枢性)等学说,前者频率和幅度变异较大,而后者相对恒定。震颤分析即采用小加速记录仪(Acc)和肌电图(EMG)方法,通过记录震颤的频率、幅度和周围环境改变(负重)对其的影响,进行定量分析,有助于鉴别帕金森病、生理性和特发性等不同类型的震颤。

(黄东雅)

40. 感觉神经动作电位

感觉神经动作电位简称 SNAP,是提示肢体感觉神经传导功能的一个指标,通常和感觉神经传导速度一起进行分析。该电反应的下降,提示了该感觉神经受损。但是具体原因还需要结合其他检查。

(董继宏)

41. 面瘫

面瘫是指面部的表情运动瘫痪，多为单侧。常见的表现为皱额、皱眉、闭眼、鼓气和噘嘴动作障碍。引起面瘫的原因很多，可以是周围性面神经炎，也可以由脑内病变引起。

（耿介立）

42. 周围神经病

周围神经病是指原发于周围神经系统的结构或功能损害的疾病。周围神经包括嗅、视神经以外的脑神经和脊神经、自主神经及其神经节。主要的症状包括感觉障碍（例如麻木，疼痛等）、运动障碍（例如无力）。其病因复杂，可能与营养代谢、药物、肿瘤、外伤、血管炎等原因相关。

（耿介立）

43. 多发性神经病

多发性神经病也称末梢神经炎，是四肢远端对称性感觉障碍、下运动神经元瘫痪和自主神经功能障碍的临床综合征。

（张晓菁）

44. 糖尿病周围神经病

糖尿病周围神经病是指由于糖尿病患者血糖代谢紊乱，导致的周围神经功能障碍相关症状与体征，主要表现为单侧或双侧肢体疼痛、麻木、感觉异常，深感觉及腱反射减退等。

（张晓菁）

45. 面肌痉挛

面肌痉挛又称面肌抽搐，表现为一侧面部不自主抽搐。抽搐的程度轻重不等，为阵发性、快速、不规律的抽搐。可因疲倦、精神紧张及自主运动等加重。起病多从眼轮匝肌开始，可发展至嘴角，然后涉及整个面部甚至颈部抽搐。

（翟　宇）

46. 三叉神经痛

各种各样的原因刺激到三叉神经，都可以导致三叉神经支配区域的疼痛发作，称为三叉神经痛。三叉神经痛最主要的表现就是疼痛，这种疼痛非常剧烈，常呈电击样、刀割样、撕裂样、火烧样疼痛，让人难以忍受。疼痛呈阵发性，持续数秒至数分钟不等。常因刺激某一部位或做某些动作时诱发，如触摸面部、咀嚼、刷牙、洗脸、进食、打呵欠等，就像打枪时扣动扳机一样，医生把这些部位叫做"扳机点"。

（翟　宇）

47. 肘管综合征

肘管综合征是尺神经在肘部的挤压性病变，最早的临床表现包括小指及无名指尺侧半的感觉障碍、第一骨间肌以及其他尺神经支配肌肉的力弱。神经传导检测可发现有跨肘的运动或感觉传导速度减慢，而在病变部位近侧或远侧的传导相对正常。

（沈　瑛）

48. 难治性癫痫

难治性癫痫一般是指尽管有很好的治疗方法，患者也很配合治疗，但癫痫依然发作，其严重性及持续性依然存在。由于目前抗癫痫药物仍然是治疗癫痫的主要方式，难治性癫痫常用来泛指药物难治性癫痫。一般明确癫痫分型后针对性用药，正规用药 6 个月，且两种药物联合无效，就可以考虑是药物难治性癫痫。

（顾　硕）

49. 迷走神经刺激术

迷走神经刺激术(VNS)是神经调控治疗中的一种方法,是通过刺激一侧颈部迷走神经而治疗难治性癫痫的一种手段。迷走神经刺激术主要适用于不适合外科切除性手术或不能接受开颅手术,且药物难以控制发作的癫痫患者。

（顾　硕）

50. 脑性瘫痪

脑性瘫痪(CP)是一组持续存在的中枢性运动和姿势发育受限综合征,这类综合征是发育中的胎儿或婴幼儿脑部非进行性损伤所致。脑性瘫痪的运动障碍常伴有感觉、知觉、认知、交流和行为障碍,以及癫痫和继发性肌肉、骨骼问题。

（肖　波）

51. 单椎板选择性神经后根离断术

单椎板选择性神经后根离断术是一种治疗双下肢痉挛性状态的手术方法。手术时在背部脊神经 L1 - L2 中央做一个 5 厘米左右的手术切口,利用手术中神经电生理监测仪,找到诱发肌肉痉挛的异常传入神经纤维,并选择性地予以离断,以达到降低下肢肌肉张力,增强术后康复训练效果的目的。

（肖　波）

52. 神经血管压迫

颅内血管由于先天原因,或硬化、扩张等因素,产生移位而压迫颅神经,可产生相应的神经功能异常症状。目前常见的有三叉神经、面神经、前庭神经、舌咽神经等受损症状。

（尹　嘉）

53. 显微血管减压术

神经血管压迫而导致的颅神经疾病,可以通过后颅窝开颅技术,在手术显微镜或神经内镜下,把压迫的责任血管移位或置入缓冲垫,减少或解除对神经的压迫,从而缓解或消除神经功能异常。

(尹　嘉)